看護と生老病死

仏教心理で困難な事例を読み解く

井上ウィマラ

三輪書店

まえがき

本書は仏教の教えと瞑想的実践の本質を看護の臨床現場に手渡してゆく試みです。現代仏教の最前線では、西洋に伝わった仏教が瞑想的実践をベースとして、子育てから死の看取りや平和活動に至るまで、さまざまな社会的活動に応用されています。医療や心理療法の現場にもマインドフルネスという呼び方で仏教瞑想の本質が臨床現場における意識の戦略として取り入れられています。

第1章では、こうした現状を踏まえて仏教と瞑想実践の本質を看護の現場に応用する意味を考察しています。私自身、日本とビルマで学んだ仏教瞑想をカナダ、イギリス、アメリカという異文化の中で教えながら心理療法を学んだ経緯があり、本書もそうした体験を踏まえて生まれてきました。

第2章には、その経緯とよき看護者のための五条件や看病しにくい人の五条件を中心とした瞑想修行者による看護実践の現代看護への活かし方が述べてあります。ブッダの時代の修行者たちは、病気になったときにお互いに看病し合うことを瞑想的実践の一部に組み込んでいたからです。興味をもたれた方は、第2章から読み始めてみてください。

第3章では、看護に活かすための仏教の教えがまとめてあります。現在、私は大学でスピリチュアルケアの基礎理論と援助法の構築と教育に取り組んでいますが、そうした実践と伝統的な経典研究とを総合しながら練り上げてきた私の仏教理解の視点から仏教の教えの看護への活かし方をまとめています。本章は現代的な仏教の入門書としても十分に読み応えのあるものではないかと自負しています。

さまざまな患者さんや家族さんのことで悩まれている人は、第二部の事例検討から読み始めるのもよいでしょう。第4章から第7章まで、生老病死に分類されたさまざまな事例を、仏教心理の視点から検討しています。これらの事例検討があなたの抱えているケースにおける患者理解や家族理解に役立ち、このように事例を分析する仏教的視点に関心がもてたら、それから第一部の第1章から第3章を読んでみると、仏教心理についての理解が分かりやすくなるでしょう。

昼夜を問わず患者さんのために労を惜しまずに働いてくださっているみなさんの中には、仏教やスピリチュアリティに関心をもちながらも、現場でそれらをどう活かしたらよいのか取っ掛かりをつかめずにいる人が少なくないのではないかと思います。また、仏教を学んだり修行したりしながらも、その教えや実践をどのように現代社会に活かしていったらよいのか模索している人も少なくないと思います。

本書が、そうしたみなさんのために、生老病死を媒介として看護という社会の現場と仏教（瞑想）とを結びつける架け橋となってくれれば幸いです。

看護と生老病死——仏教心理で困難な事例を読み解く

目次

第3章　看護に活かす仏教の教え

第二部　仏教心理で事例を読み解く
――「生老病死」へのかかわり

第一部

仏教心理と看護

第１章　ブッダの教えを看護の現場に応用する意味

仏教者の立場から見ると、看護はブッダの教えを現代社会に活かしてゆくためのとてもよい現場であるように思えます。ブッダの時代、看病という行為は互恵的な相互扶助精神のもとに心を見つめる修行の一環としておこなわれていました。それは、看病という行為を通して自分を見つめ、他者を見つめ、自他の間や場を見つめる実践でもありました。現代の日本では、僧院の中で相互に看病するような実践はほとんどありませんし、なにより看護という行為が医療化されて病院施設の中で集約的に行われるようになっています。

こうした現状の中でブッダの教えを看護に応用実践してゆく試みは、発見された古代蓮の種を育て、長い休眠を経て花開く古代の蓮を見るようなものなのかもしれません。

1 ブッダの教えを看護の現場に応用する意味

生と死を見守る眼差し

日本では一九六〇年代の後半から一九七〇年台初頭にかけて、家で生まれたり死んだりする人の数と病院で生まれたり死んだりする人の数が逆転してゆきました。誕生と看取りが医療化され、伝統的に地域社会の協力や見守りに支えられて行われてきたことが病院という施設における医療共同体によって担われるようになっていったのです。

伝統的な共同体の中には、避けることのできない死を健康な人生の一部として受容するような智慧や儀礼が僧侶や神官や巫女やシャーマンなどによって保持されてきました。そこで日本の伝統仏教は大きな役割と教えを担っていたのではないかと思います。ところが新しい医療共同体における医師や看護師たちにとって、死は受け入れることのできない敗北としてしかとらえることができませんでした。これに関しては、洋の東西を問わず同じ状況が展開しています。

こうした状況に対して、シシリー・ソンダースは死と向かい合わざるを得ない終末期の患者への全人的ケアの必要性を提唱し、それが現代的ホスピス運動の出発点となりました。その一方で、末期患者へのインタビューから死の受容への五段階を見いだしたエリザベス・キューブラー・ロスは、「生から死への移行のワークショップ」活動を通して無条件の愛の重要性を説きました。こうした運動に触発されてサンフランシスコ禅センターのフランク・オスタゼスキは禅ホスピスプロジェクトを創始し、ヴィパッサナー瞑想指導者のスティーブン・レヴァインはキューブラー・ロスのワークショップパートナーとして仏教瞑想が死の受容や痛みの受容に大きな役割を果たすことを示しました。

ブッダの教えの根幹は「四聖諦《ししょうたい》」として表現されています。諦とは真理の意味で、四つの聖なる真理とは、生老病死の苦しみをありのままに知ること、その苦しみの原因を見いだして手放すこと、苦しみの消滅である涅槃を実体験すること、苦しみの消滅に至る実践の道を歩むことです。看護という臨床現場は生老病死のすべてを抱えています。それゆえに、生老病死の苦しみを見守るブッダの大いなる視点を看護の臨床現場に応用することは、患者と看護者とが病苦を契機として共に苦しみからの解放に向かって歩むための灯を得ることになるのではないかと思うのです。

それぞれの悟りを求めて

出家の原語であるpabbajitaという言葉には、「枠を超えて一歩を踏み出す」というニュアンスがあります。ブッダの教えには微細で深遠なところがあり、表面的には世間一般の価値観と逆行するように見えるところもあります。悟りを開いた直後のブッダが、自分の到達した境地について人々に語ることを躊躇したゆえんです。しかし、ブッダは最終的に教えを説く決心をして、四十五年間にわたって遊行しながら出会う相手に合わせて教えを説き続けました。

こうしたブッダの教えを実践するにあたっては、出家して解脱を目指し修行に専念するライフスタイルと、在俗のまま家庭生活を継続しながら修行するスタイルがあります。現在まで伝えられてきたブッダの教えは、主に出家修行者たちによって継承されてきました。しかし、実際の修行に関しては、出家在家共に実践され継承されてきたものです。

悟りに関しては、在家のままでも悟りを開くことは十分に可能です。「預流《よる》」、「一来《いちらい》」、「不還《ふげん》」、「阿《あ》羅漢《らかん》」と呼ばれる悟りの四段階のうち、不還までは在家のままで生活することができます。不還の悟りが開けると性生活は自然になくなります。阿羅漢としての悟りが開かれて最終的な解脱が完成されると、ライフスタイルは自然に出家的なものに移行してゆくものです。

制度的な出家とは、戒律に従って出家・受戒して、僧院や修行共同体の中で生活することを意味します。しかし、精神的な意味での出家とは、私たちを無意識的に苦しみに縛りつけている感じ方や考え方のパターンの枠から脱出して、自由と幸福を実現することではないかと思います。

特に最初の預流の悟りを得る過程では、身体に関する思い込みや囚われから解放され、身体とのよりよいかかわり方がわかるようになります。儀礼や慣習による束縛を超越してそれらに従うことも新たに創造することもできるようになります。そして、さまざまな疑問を自らの体験に基づいて乗り越えてゆく確かな自己信頼が得られます。看護現場で働く人々にとっては、これら三つの要素はこのうえなく強い支えとなるものです。

看護の現場では、病を契機として患者となった時に浮かび上がってくる家族のあり方、看護する側に立った時に浮かび上がってくる自らの生育歴の影響力の強さが見えてくる傾向があります。人は病に罹った時、心が弱くなり、子どもの時のように何か大いなるものに支えてほしくなるからです。医師や看護師に強い父性や優しい母性が求められるゆえんです。それに加えて、それぞれの病院システムがもつ見えない権威的な支配力があります。

そのように響き合っている見えない枠組みをありのままに自覚することができると、患者や家族との新たなかかわり方、チームスタッフとの新しい連携のとり方ができるようになってきます。そこに、患者と看護者とが共に成長する「心をこめて生きる道」が開けます。それは、みんながそれぞれの幸せ、それぞれの悟りに向かって自然に歩んでゆけるようなゆるやかなつながりです。そこには悟りを目指さなければならないというような緊張感はありません。苦しみや不安があっても大丈夫だという見守りの安心感があります。それが、現代的医療コミュニティにおいて出家の本質が実現されてゆく姿なのではないかと思います。そこにこそ、ブッダの教えを現代の看護に応用してゆく意味があります。

2　エンゲイジド・ブディズムと仏教瞑想

現代西洋仏教と瞑想実践の教え

近年西洋に伝えられて広がりつつある現代西洋仏教の特徴の一つは、瞑想実践の日常生活への応用です。平和活動をはじめとして心理臨床や社会福祉、さらには死の看取りや子育てなどの現場にブッダの瞑想実践の教えが応用されています。ティク・ナット・ハンによって造語されたエンゲイジド・ブディズムという言葉は、「行動する仏教」、「社会参加する仏教」などと訳されています。

エンゲイジド・ブディズムにおいて、仏教瞑想は「マインドフルネス」と呼ばれます。マインドフルネスを使って、まずは自らの内に平和と自己洞察を獲得します。そしてその内的安らぎと自分を知る智慧を家庭へ、さらに社会へと広めてゆくのです。

従来の社会活動家や環境活動家たちには正義感という仮面をつけた内面的な怒りや攻撃性を原動力として、家族を犠牲にしながら社会のために活動する傾向が少なからずありました。これに対してエンゲイジド・ブディズムは、まずは自らの怒りや欲望を注意深く見つめ、辛抱強く見守り、それらが常に変化して実体のないものであることを洞察して手放してゆく技を身につけるように教えます。こうしたマインドフルネスのもつ具体的応用の可能性が、高い社会参加意識を持ちながらも怒りや自意識過剰や罪悪感などに苦しむ西洋人たちが仏教に関心を持ち、受け容れ、実践している理由なのです。

このように西洋に仏教が受容されるようになっていった背景には、さまざまな差別問題を通した人権意識の高まり、多文化共存への取り組み、多宗教間の対話活動などの社会的潮流がありました。こうした文化的な受け皿の上で、アジアでは久しく対話のできなかった上座部仏教、大乗仏教、チベット密教などが西洋で再会の対話を始めたのです。

その対話を担ったのは、アジア各地で修行して現地に帰って瞑想指導をしている西洋人指導者たちでした。彼らの作った土台の上でダライラマやティク・ナット・ハンといった著名なアジア僧がカリスマ的なリーダーの役割を演じています。また、日本から伝えられた禅の場合には、アメリカで育った弟子たちが日本人開教布教師の後を継いで禅ホスピスプロジェクトや禅・ピースメーカズといったユニークな活動を展開しています。日本人の先生は、よい意味で見守り役に回って彼らに任せています。彼らも師の恩を大切にしながら、自発的創造的に新たな西洋社会に合わせた仏教の可能性を開拓しています。

ですから看護における仏教の教えの実践においても、看護現場で働く人や看護研究や教育にかかわる方々が実際に坐禅や念仏や真言や題目などの仏教修行を実践し、そこで養われたマインドフルネスを看護現場でどのように応用してゆけるのかについて積極的に試行錯誤してほしいと思います。こうした実践を通して、ブッダの教えの本質を看護の言葉に翻訳してゆく作業が進んでゆくのではないかと思われます。

そのうえで具体的な事例研究を積み重ねてゆくならば、ブッダの教えは看護全体を見渡す新たなメタスキルとして生まれ変わっていくのではないかと思います。

心をこめて生きる道

マインドフルネスは、気づき、注意集中力、洞察などと訳されることがあります。仏教が能や茶道や武士道などを通して日本文化に根を下してきた歴史の流れを考えると、マインドフルネスを「心をこめて生きる道」と解釈したくなってきます。何をしている時にも、心が（マインド）しっかりとそこにある（フル）状態（ネス）です。

そして自分が病気になった時や病人を看病する時というのは、いずれの場合も心をこめて生きる道が求められる時なのではないかと思われます。ブッダの教えを臨床の現場に応用する看護が求められるゆえんです。

世代間伝達と生育歴

人間は出産や子育てから死の看取りに至るまでケアし合うことなしには生きてゆけません。ケアし合うことは人間であることの本質の一つなのです。ブッダの教えに四摂法《ししょうぼう》の教えがあるのもそのためです。すなわち与え合うこと（布施《ふせ》）、思いやりのある言葉を掛け合うこと（愛語《あいご》）、お互いの利益になることを実践し合うこと（利行《りぎょう》）、相手のことを自分のことのように思って共感し合うこと（同事《どうじ》）、それが人間であることの本質なのです。

相手をケアしようとする時、相手をありのままに受け入れようとする時、そしてその相手が自分の思うように動いてくれなかった時、私たちは自分が自分でいられなくなってしまいます。そして、思いやりとは反対の怒りや憎しみや敵意を抱いてしまうことがあります。ケアという仕事は、こうした愛憎に代表されるアンビバレントな感情を統合してゆく試練なしには成し遂げられません。そこに相反する両極端のいずれにもとらわれない在りようを説く、ブッダの中道《ちゅうどう》の教えを応用する機会が開けてきます。

私たちが生老病死という人生の現実にどのように対応するかというパターンは、私たちがどのような家族の中で育ってきたかという生育歴に強く影響されます。そこには、ある特定の感情パターンや思考パターンが親から子へと世代間を伝達されています。仏教では因縁と呼んでいるものです。私たちはそこに小さな意味での輪廻の姿を見ることができます。

看護現場で困難に出会った時、自分が陥りやすい行き詰まりのパターンに遭遇した時、それは自分の生育歴を振り返ることが求められている時であり、輪廻する世代間伝達の悪循環に気づき、手放し、新たなよい循環を創造してゆくチャンスでもあるのです。こうした意味で、看護の現場は、微細なレベルでの輪廻パターンに気づき、手放し、新たな係わり合いの可能性を創造する総合的な智の実践の場でもあります。それが現代的視点からの因縁の探求なのです。

こうした意味での総合的な知性は、身体知、反省的な知、暗黙知、生態的知などとも呼ばれているものです。それは、これまでの学問領域を超越して多くの専門領域の実践的知性を集約して理解可能となってゆくものだと思われます。換言すれば、ブッダの教えはそれだけ広い射程を持ったものであったということです。

3　仏教と心理の融合―仏教心理学とは

仏教とは、ブッダ（目覚めた人・悟った人）の説いた教えです。何についての教えかというと、生老病死の苦しみをいかにして解脱してゆくかについての具体的な教えです。二千五百年以上前に説かれ、人から人へと伝えられ実践されながら現代に至っています。

「苦しみからの解脱」とは、幸福の同意語であり言い換えです。ブッダは人間の幸福を「苦しみからの解放」と定義したわけです。金銭や所有物、地位や名誉、快感や満足の追求に束縛されない幸福があるという主張です。それらは一時的なもので、獲得してもすぐにさらなる追及に駆り立てられるために究極的な幸福をもたらすことはありません。

人間に生まれてきて本当の幸福を実現するためには、まずは苦しみとは何かを知らねばならないとブッダは説きます。その苦しみの発生原因を突きとめ、その原因を除去して苦しみの消滅を目の当たりに実体験する必要があります。そのためには苦しみの消滅に至る実践の道を歩むことが必要です。四つの聖なる真理と呼ばれる四聖諦《ししょうたい》の教えは、人生の総合的な幸福に向かうブッダの実践論であるといってよいでしょう。

これまでの仏教研究は比較文献学的なアプローチが主流でした。そこでは、ブッダの悟りの内容が実際にどのようなものであり、それが現代社会に生きる私たちにどのように実践可能なものであるのかについては学問的に取り扱えないものとされてきたのではないかと思います。つまり、仏教を学問的に研究することと日常生活の中でそれをどのように応用し実践するかは互いに関係のないことだとするのが、これまでの仏教学者のエチケットでした。仏教研究（者）と修行（者）・実践（者）との間には大きな壁があったのです。

一方、心理学も長い過去を持ってはいますが、学問としての歴史は短いものです。それは仏教が長い歴史を持ちながらも、西洋的な学問としての研究の歴史が短いのに似ています。一九世紀の後半にドイツのヴント（Wundt W）が実験心理学を興し、二〇世紀初頭にフロイト（Freud S）が精神分析学を興してからまだ百五十年ほどの歴史しかありません。しかし、この間に解明されてきた心理学的な事実はとても膨大なもので、感覚・知覚、思考・言語、学習、生理・神経、感情・情緒、動機付け、性格・パーソナリティ、知能、発達、異常・臨床、比較文化などの多くの領域に分かれて展開しています。

しかし、心理学はこうした成果をもたらしながらも、専門化が進みすぎて、人間の幸福とは何かを語ることはできないでいます。人が何を幸福だと感じるかを定量化して研究することはできても、何が究極的な幸福であるのかは心理学の領域を超えたテーマなのです。

こうした仏教と心理学が、今新たな出会いを迎えています。それは、文献的な研究と紹介の時代を経て実際の瞑想実践が多くの人びとに広まり、前項で紹介した新しい西洋仏教が生まれたことによります。西洋人にとって仏教は、今や神秘的な東洋の異教である時代を終えて、日常に応用可能な意識の訓練体系として広く受け容れられつつあります。それは西洋社会が伝統的な宗教を超えてスピリチュアルなものにアプローチしてゆく流れとともに進んでいるように見えます。

仏教の心理学的な可能性を最初に予言したのは、アメリカで最初の心理学の教授となったウィリアムズ・ジェームズでした。彼は、一九〇〇年代の初頭、ハーバード大学で自分の講義を聴講しているスリランカ僧を見て、「あなたこそ心理学が何であるのかを教えるにふさわしい人だ。あと二十五年もすれば、誰もがこの心理学を勉強していることでしょう」と言ったと伝えられています。

しかし、その後の何十年間にわたって心理学に大きな影響を与えたのは仏教の心理学ではなくてフロイトの精神分析的心理学でした。当時の精神分析家たちの集まりでは東洋思想に深い関心が寄せられ、フロイトの初期の同僚たちの多くは東洋の神秘主義思想によく通じており、精神分析的視座から解釈を施そうとしていました。ユング（Jung CG）のヨーガや曼荼羅に対する関心はその典型です。しかし、フロイトはロマン・ロランとのやりとりの中でロランが宗教の源泉を「大洋的感覚」と表現したのに対して、それは乳幼児的な無力感の復活であり、無制限のナルシシズムの回復であると決めつけてしまいました。

このフロイトの断言に支配されて、心理学は長い間仏教のもつ心理学的な価値にアクセスできずに来てしまいました。その流れが変わったのは、一九六〇年代から七〇年代にかけて東洋思想がオールタナティブ（代替的）という標章のもとで西洋社会に受け容れられていったことによります。人間性心理学やトランスパーソナル心理学などの発達はそのよい例です。トランスパーソナル心理学を理論的に牽引したケン・ウィルバーは、前個（プレ・パーソナル）と超個（トランス・パーソナル）の相違という概念によって、フロイトが宗教的体験の源泉を単なる母子一体的な感覚だと決めつけてしまったことの誤りを明確に指摘しました。

また、フロイト以降の心理療法の現場においても「性衝動と攻撃性の葛藤」に焦点を当てる傾向から「自分が誰なのかよくわからないこと、自分自身に心地よくいられないこと」に向かい合わざるをえない状況が浮かび上がってくる流れの中で、仏教と心理療法をつなぐテーマとして「自己とは何か」という問題を取り上げざるをえなくなってきました。ナルシシズム（自己愛）の問題と取り組まなければならない地点にまで心理学が成長してはじめて、仏教の心理学的な価値が理解される準備が整ったのです[1]。

私は一九九八年にハーバード大学で催された仏教瞑想と心理療法についての学術大会に参加した際、ある質問をしたことがきっかけで、翌日仏教瞑想について十五分間のショートスピーチをする機会を与えられました。今から考えると、それはジェイムスの予言が実現しつつあることの証であり、彼の流れを汲むアメリカの心理学者たちが、彼の気づきを大切に継承して育み続けている証であったのだと思います。

日本でも昨年第1回の仏教心理学の学術大会が催されました。そこでは、仏教心理学が仏教の心理学なのか仏教と心理学なのかという議論に始まって定量的研究と質的研究の相補性にいたる議論まで、新しい研究領域を開くための活発な検討がなされました。

日本には坐禅修行者の脳の生理学的研究などの歴史があります。最近では脳波だけではなく機能的MRI（fMIR）や近赤外光トポグラフィー（NIRS）などを使った画像研究によって、瞑想の効果がより詳細に確認できるようになってきました。[2] 仏教瞑想に基づいた呼吸法や読経などの実践がセロトニン神経を活性化させ、うつ病を予防し心の安定を促進するという研究報告も出てきています。[3]

ミラーニューロンあるいはミラー・システムの発見は、自己概念と他者概念との関係がこれまでのような分離したものではなく互いに密接に絡み合ったものであることを提唱しています。[4] ブッダも瞑想法に関する教えの中で、自分の心だけを見つめるのではなくて、相手の心身をも、自他の間や場で響きあっている感情や思考などをも含めて観察してゆくように教えています。[5]

仏教心理学はこのような新たな仏教と心理学との出会いの場であり、その流れの中でブッダの教えは心理学や科学の研究成果に照らされながら、そしてそれらを補完的に支援しながら二千五百年の時間を越えて現代社会に新しく蘇ろうとしています。

引用文献

1)マーク・エプスタイン著／井上ウィマラ訳『ブッダのサイコセラピー』（春秋社、二〇〇九年、三一十五頁）
2)貝谷久宣、熊野宏昭編『マインドフルネス・瞑想・坐禅の脳科学と精神療法』（新興医学出版社、二〇〇七年、三三―四九頁）
3)有田秀穂『セロトニン欠乏脳』（NHK出版、二〇〇三年）
4)ジャコモ・リゾラッティ・コラド・シニガリア著／茂木健一郎監、柴田裕之訳『ミラーニューロン』（紀伊国屋書店、二〇〇九年）
5)井上ウィマラ『呼吸による気づきの教え』（佼成出版社、二〇〇五年、十四―十五頁）

4　ブッダの説いたヴィパッサナー瞑想の特徴

ブッダの説いたヴィパッサナー瞑想（Vipassanā）の特徴は、呼吸をはじめとして思考、感情、想念、認知、身体感覚など、あらゆる対象を、①自分（Ajjhatta：内）のもの、②他者（Bahiddhā：外）のもの、③自他の間（Ajjhata-bahiddha：内外）にあるもの、という3つの視点から繰り返し見つめるところにあります。あらゆる対象をこのように3つの視点から見つめる理由は、私たちの意識が浮かび上がってくる基盤を実践的に探求するためです。哲学的にいうならば、主観性、客観性、間主観性という認識論の根幹を探る射程を持つものです。

ヴィパッサナーという言葉は、ヴィ（分析的に、洞察的に）という接頭辞とパッサナー（見つめる）という語幹とから構成されています。伝統的な漢訳仏教では「観」と訳されてきました。本章の2の項目でふれたように近年、このヴィパッサナー瞑想が西洋でさかんに実践されるようになり、マインドフルネス、インサイト・メディテーション（洞察瞑想）などと呼ばれています。最初に、心理療法の世界でヴィパッサナー瞑想の真価が認められるようになってきました。フロイトが精神分析家たちに推奨しておきながらその養成法について何も言い残さなかった「差別なく平等に保たれ、自由に漂わされる注意」（次項にて詳述）という意識の保ち方を、実践的に養成する具体的な方法を教えてくれるものであると認識されたからです。ヴィパッサナー瞑想が心理療法におけるこうした意識の戦略として使われるときには「純粋な注意力（bare attention）」という呼ばれ方をします。今では、マインドフルネスは教育や医療・福祉、さらには平和活動や葛藤解決の現場に至る実にさまざまな領域で応用されています。

経典の中では、ブッダはヴィパッサナーという言葉の代わりに如実智見という言葉を使っていました。最初の説法である『初転法輪経』[1)]においても、「中道」とともに如実智見という言葉が頻繁に使われています。ヴィパッサナーという言葉がさかんに使われるようになるのは経典に関する注釈書の中でのことです。後期の経典ではサマタ・ヴィパッサナー（止観）という熟語で出てくるようになります。

サマタはサマーディ（三昧《さんまい》）の同意語で、漢訳仏典では「止」と訳されます。ひとつの対象に意識を集中して心を静める、心を落ち着けるという意味を持ちます。すなわち止観とは、まずは先ずは意識を対象に向けて、心を安定させ（サマタ）、落ち着いた心で対象を明晰に見つめて洞察する（ヴィパッサナー）という意味であり、これが一般的な瞑想の道筋であるわけです。

引用文献

1）ウ・ウェープッラ『南方仏教基本聖典』（中山書房、一九八〇年、六五―七三頁）

5　心理療法におけるヴィパッサナー瞑想

催眠術を離れ自由連想を採用して精神分析を確立していったフロイトは、精神分析家たちが養うべき心の在り方について次のように述べています。

――「何事にも特別な注意を向けず、聴き取られる一切の事柄に対して、私がすでに一度述べたような『差別なく平等に漂わされる注意』を向けるだけのことである[1)]」

患者が語る事柄に対して、善悪や好き嫌いの価値判断をせず、ありのままに注意を向けるということは、簡単そうでいて臨床現場ではとても難しいものです。事実、フロイトの弟子たちには、そのような意識状態を保つことは現実的に不可能に近いとあきらめてしまった人も少なくありませんでした。フロイトも、どうしたらそのような注意力を養成できるのか、具体的な訓練法については書き残していません。分析家になろうとするのであれば、まずは他の専門家に自分の分析をしてもらう（教育分析を受ける）こと、そして数年毎に自分の仕事についてスーパービジョンを受け自己分析を続けるように勧めただけでした。

心理療法の基本構造

ここで、精神分析的心理療法の基本構造について簡単に確認しておきたいと思います。

◆心理療法の形態

心理療法の第一形態は、ブロイアー（Bleuler E）によって発見された浄化療法で、催眠術によって患者にトラウマの直接的原因となった出来事を思い出してもらい、未解決になっていた感情を発散させてその心理過程を完結させるものです。これは、無意識だったものを意識化して抑圧されていた感情を発散することによって症状が改善するという心理的な治療構造の基本図式を明らかにしてくれます。しかし、催眠にかかりやすい人とそうでない人がいること、単一の原因からなる症状というのはごく少なく、多くの症状には複数の複雑な諸原因からなっていること、意識的な統合がなされず症状の繰り返しに陥ることが多い、などの理由から、フロイトは催眠術を捨てて自由連想を採用しました。

心理療法の第二形態は、自由連想法によって患者に覚醒した意識の中で心に思い浮かんだことをそのまま語ってもらい、何が思い出せないか、何が語れないのかを突き止めてゆくものです。発病の原因となった過去の出来事に焦点を合わせてゆくことは第一形態と同様です。思い出せない、語れないような状況を引き起こす抵抗について、分析家が解釈を与えて記憶の空隙を埋めようとします。自由連想で語られることは、真実の記憶そのものというよりも、語り得ない真実を隠すための関連記憶であることが多いのです。フロイトはこれを隠蔽記憶[2)]と呼びました。その隠蔽作業を解きほぐすための暗示として解釈を投与するわけです。

心理療法の第三形態は、過去の原因を探ろうとする姿勢を捨てて、患者のその時々の意識の表面に現れてくるものに注意を向け、分析家の解釈に対してどのような抵抗が現れるかを見守りながら、患者自身にそれを自覚してもらえるように努めるものです。冒頭で紹介したフロイトの「差別なく平等に漂わされる注意」はそのために必要なものです。

なぜ、患者の今ここのあり方に注意を向けるかというと、患者は症状の原因となった抑圧されて忘れられたものからは何物をも思い出すことはなく、その代わりに言葉では思い出せないその体験を無意識的な行為として再現し続けているからです。こうした繰り返しをフロイトは反復強迫[3)]と呼びました。

例えば、患者は「両親の権威的態度に反抗して不信を抱いていたことを思い出しました」と言う代わりに、分析家に対してそのような反抗的で不信な態度を取って見せます。この時、分析家は「私を信じなさい」（説得）とか、「私を信じないのであれば治療はやめましょう」（拒絶）とか、「あなたのその態度は、かつて両親に対して抱いていたものを私に投影しているのです」（解釈）とか言うのではなく、「私は不信感を抱かれているように感じるのですが、どうですか？」と患者に自覚を促し、患者がそのことに向かい合い、そのことについて語るための環境を提供します。

フロイトはそのことを、「反復強迫を自由に展開させることのできる広場」を提供するのだと言っています。そのためには、分析中は思索したり考えにふけったりせずに、一定の心理状態から他の心理状態に自在に飛び移り、分析時間が終わってから得られた素材を総合的に考察することが必要とされます[4)]。「差別なく平等に漂わされる注意」とは、そのように分析家との関係性の中にいる患者の意識に浮かんできたあらゆるものに、自在に対応できる注意力なのです。

◇転移と逆転移

思い出せない過去の体験からくる感情や思考を他人に投影することを転移と呼びます。転移は反復強迫の一部です。相手を理想化したり信頼を寄せたりするような好意的な転移を陽性転移と呼びます。その反対に、不信感や怒りや憎しみなどのネガティブな転移を陰性転移と呼びます。

心理療法の始まりには、ある意味で陽性転移が必要となります。患者がセラピストに対して「この人は私のことをすべてわかってくれる、この人にならなんでも話せる」といった理想的な想いを投影することによって治療関係が進みやすくなるからです。セラピストの共感的で受容的な態度によって、患者との間にこうした信頼関係が生まれることをラポールの形成と呼びます。

しかし、治療関係が進展するにつれて、患者は極端な恋愛感情や強い陰性転移を抱いたりするようになります。そのとき、セラピスト側にも強い感情が生れます。患者の転移によって発生するセラピスト側の転移を逆転移と呼びます。逆転移は、セラピスト自身の未解決な問題が投影されてきたものがほとんどです。この逆転移を熟知していないと、患者と恋愛関係に陥ったり、患者を否定して治療関係を破壊してしまうことになります。

フロイトは、この逆転移について「自分の無意識によって認識されたものを、意識によって阻止するような抵抗を自己自身の内部に存在させてはならない。そうしないと、彼は、意識的な注意力の緊張によって招来するよりも遥かに有害な、新しい種類の選択と歪曲を分析操作に導きいれることになろう」[5)]と語っています。そしてそのためにしっかりとした教育分析を受け、自己分析を継続することを奨励しています。

ここで明らかになってくるのは、フロイトが分析医に求めた「差別なく平等に漂わされる注意」は、患者にだけ向けられるものではなく、患者との治療関係に置かれた自分自身の心身に浮かんでくるものに対しても応用されねばならないということです。仏教のヴィパッサナー瞑想が心理療法に提供するのは、こうした射程を持った注意力あるいは意識についての実践的な養成方法です。こうした意味合いでヴィパッサナー瞑想が応用されるときには「純粋な注意（bare attention）」と呼ばれることがあります。Bareとは、善し悪しの価値判断という衣を脱いで裸になったというニュアンスで純粋性を意味します。

こうしてセラピストが、患者との関係の中にいる自分の心身に浮上してくるあらゆる物を自覚的に見つめる力を得たとき、逆転移は患者の無意識を理解するために利用可能な素材に変容してゆきます。そのように練り上げられた注意力による見守りの器に護られたときの患者とセラピストとの関係について、フロイトは次のように語っています。

「分析医は、患者の提供する無意識に対して、自分自身の無意識を受容器官としてさし向け、話者に対する電話の受話器のような役割を果たさなければならないのである。受話器が音波によって、電線上に生じた電流の振動を、再び音波に変化させるように、分析医の無意識は自分に報告された患者の無意識の派生物から、患者が思い浮かべた事柄（連想）を決定している無意識そのものを再構成するのである[6)]」

フロイトが喩えたように、精神分析的心理療法が電話の受話器を通して言葉のやり取りによって患者が自分自身を知ってゆく道案内をするタイプの心理療法だとすると、ファックスのようなタイプ、画面で映像を見せながらコーチするタイプ、自分で歩けるように地図と歩き方を教えるタイプなど心理療法にはさまざまな流派があります。

◇思い出すことと

さて、心理療法の三つの基本構造には三種類の思い出し方が対応します。第一は、原因となった出来事を直接思い出すこと。第二は、（思い出せない出来事に関連した記憶を介して）思い出せないことが何であったのかを思い出すこと。第三は、今ここで起こっていることを忘れずに思い出し続けること。これはありのままを見守ることに似ています。

仏教のヴィパッサナー瞑想は、この第三番目の思い出し方を中心とした意識の養成術だといってよいでしょう。ヴィパッサナー瞑想についての総合的な教えが説かれている『気づきの確立経（サティパッターナ・スッタ）』[7]では、自他の心身のあらゆる現象を繰り返し見つめる（アヌ・パッサナー）ことが奨励されています。

ここで気づきと訳した原語のサティは、サラティ（思い出す）という動詞の名詞形です。サティは、伝統的な漢訳経典では念とか憶念と訳されます。根底には記憶という意味があります。なぜ、記憶を意味するサティが気づきと訳されるのでしょうか？　それは、今ここで何が起こっているのかをリアルタイムで思い出し続け忘れずに意識していると、それが自然に気づきとなるからです。記憶には長期記憶と短期記憶がありますが、気づきは超短期記憶だということです。

◇記憶のからくりと意識の微分

ここでひとつの思考実験をしてみましょう。次の順で過去を思い出してみてください。

1．五年前の印象に残っている出来事。
2．去年の印象的な出来事。
3．半年前の印象的な出来事。

4．一か月前の出来事。
5．一週間前の出来事。
6．昨日の出来事。
7．一時間前には何をしていましたか？
8．一分前には何をしていましたか？
9．一秒前を思い出し続けてみてください。
10．〇・一秒前を思い出すというのはどのような体験でしょう？

この思考実験からわかるように、「私がいつどこで～をした」という形で言語による概念的な思考が成立するためには少なくとも数秒ほどの時間が必要です。これを「私」が成立するための基本単位時間とすると、その単位時間よりも短い時間内での出来事に注意を向ける心の働きは言語的な思考にはならず、五感による体験の流れに触れるだけの純粋体験となります。

今ここを思い出すことによって自我による概念的な意識世界から純粋体験の世界へ移行することを、私は「意識の微分体験」と呼ぶことにしています。ヴィパッサナー瞑想では、こうした意識の微分体験を通して、日常的な意識の世界と純粋体験の世界を自覚的に往復することによって、日常的世界における自我の思い込みを自然に緩めて溶かしてしまうことができるようになるのです。

こうした心理療法やヴィパッサナー瞑想の体験によってわかってくることは、記憶というものはいつも変わらずにそこにあるものではなく、何かを認識し、意識し、思考し、語り、聴くという作業の中で繰り返し使われながら、それ自身も変化し続けてゆくものなのである、ということです。そして、記憶という働きの性質上、今ここを思い出し続ける体験は、時間概念を超えて永遠に触れる体験をもたらしてくれるようなものでもあり得るのです。こうした体験を通して、私たちは、時間を越えて流れ続けるいのちの働きそのものに触れるスピリチュアルなものを理解するようになってゆくのだと思われます。
このような気づきを、看護の現場に、患者と患者と向い合う自分自身とを交互に繰り返し見つめる意識的な実践として導入してゆくならば、新しい臨床の知性が育まれてゆくのではないかと思います。

引用文献

1)ジクムント・フロイト「分析医に対する分析治療上の注意」『フロイト著作集9』（人文書院、一九八三年、八十三頁）
2)ジクムント・フロイト「隠蔽記憶について」『フロイト著作集6』（人文書院、一九七〇年、二十九頁）
3)ジクムント・フロイト「想起、反復、徹底操作」『フロイト著作集6』（人文書院、一九七〇年、五十二頁）
4)ジクムント・フロイト、前掲書（五十六頁）
5)ジクムント・フロイト「分析医に対する分析治療上の注意」『フロイト著作集9』（人文書院、一九八三年、七十九頁）
6)ジクムント・フロイト、前掲書（八十二頁）
7)片山一良訳『中部（マッジマニカーヤ）根本五十経篇Ⅰ』（大蔵出版、一九九八年、一六六頁）

6 看護に活かす瞑想エクササイズ

本章の最後に、このヴィパッサナー瞑想の本質を看護という臨床現場で応用するために、筆者の考案した瞑想的エクササイズを紹介します。これらのエクササイズは経典に出てくるブッダの教えを詳細に研究し、世界各地でさまざまな人々に瞑想を教える体験の中から生まれてきたものです。

病者の世話をしながらブッダの説かれた瞑想法を実践した二千五百年前の修行者たちも、おそらくはこのような形で気づきの修行を深めていったのではないだろうかと思います。

◇エクササイズ1：　吸う息と吐く息を実感する

吸う息と吐く息ではどちらが暖かく感じますか？　どちらが涼しく感じますか？　吸う息と吐く息で湿度が高いのはどちらでしょう？　それはなぜでしょうか？

●エクササイズの目的：

ヴィパッサナー瞑想では、呼吸を概念やイメージでとらえるのではなく、身体の実感として、実際の身体感覚で体験することが大切です。このエクササイズは、いつもは自律神経に任せて無意識になっている呼吸を詳細に自覚し実感してゆくための第一歩です。ブッダは身体感覚を研ぎ澄ませて世界を感じ取る瞑想として地水火風の要素によって世界を分析することを教えています。呼吸の温度は火の要素、湿度は水の要素、空気の流れは風の要素について瞑想していることになります。

日常では当たり前になっていることの中に生命の微細な感覚を感じ取ることは、いのちのスピリチュアルな側面に心を開いてゆく準備作業にもなります。「スピリチュアル」という言葉は、「息する」という意味のラテン語「スピーラーレ」から派生した言葉です。

◇エクササイズ2：自分の呼吸に触れる

姿勢は坐っても、仰向けに横になってもかまいません。楽な姿勢で、鳩尾のあたりに手を当てて呼吸の動きを感じてみましょう。（三～五分くらい）

次に、その手を下に移動させ、親指がおへそに当たるくらいにすると手のひらが丹田に当たりますので、呼吸に連動した下腹の動きを感じてみましょう。（三～五分くらい）

最後に、両手で背中の腎臓のあたりを包むようにして、呼吸につれたからだの動きが背中の方にも響いてゆくのを感じてみましょう。（三～五分くらい）

●エクササイズの目的：

呼吸は横隔膜の動きで引き起こされますが、普段はこの横隔膜の動きを感じることはまずありません。鳩尾に手を当てて感じることで横隔膜の動きを察することができます。

息を吸う時、下がってゆく横隔膜におされて下腹が膨らんでゆきます。息を吐くとき、意識がお腹に集中してゆくと、腹筋が働いて自然に息がしっかりと吐き出されます。

お腹に手を当てていると、それだけでも自然なぬくもりが感じられ、安心します。おそらくこれが「手当て」の原点であり、ケアや癒しの土台なのではないかと思います。

呼吸の動きが背中の方にまで響いているのを体験すると、不思議な驚きを感じることがあります。

「ああ、呼吸って、こんなところにまで届いていたんだなぁ」というしみじみとしたいのちの感覚です。こうして身体全体に意識を行き渡らせてゆくことができます。

◇エクササイズ3：　相手の呼吸に触れる

ふたり一組になります。一人は仰向けに横になり、もう一人はその横に坐ります。坐った人は、横になった人のお腹にそっと手を置きます。横になった人は、お腹のどのあたりにどれくらいの強さで触れてもらうのが気持ちよいか、言葉でしっかりと伝えます。

横になった人は、自然な呼吸をします。腹式呼吸をしようとか、長い息をしようとか作為しません。作為しようとする意識が生じたら、作為する心をありのままに見つめて、そっと手放して、呼吸を自然に委ねます。触れてもらっているあたりに意識を向け、呼吸を感じます。リラックして眠ってしまってもかまいません。

触れている人は、最初は両目を開いて、視覚も利用しながら相手の呼吸を詳細に追います。しっかりと呼吸についてゆけるようになったら眼を閉じて、手のひらの感覚に集中して、呼吸を感じてゆきます。

数分したら、ゆっくりと手を離します。それぞれ手のひらに残っている余韻、あるいは触れてもらっていたところに残っている余韻を味わいます。全身に意識を至らせながら必要に応じて自由に身体を動かしながら役割を交代します。

両方の役割を体験したら、ふたりで自由に感じたことや気づいたことを話し合い、体験のふりかえりをします。

●エクササイズの目的：

どこにどのように触れてもらうと気持ちがよいのか、心地よい触れ方について言葉で確認する体験は意外と少ないものです。それは、自分はこうしてほしいということを伝えるコミュニケーションのトレーニングにもなります。仏教では食物、接触、思い、記憶の四つを生命を維持させてゆく滋養分だととらえています。

相手に触れてもらうことによって、呼吸に対する集中力が高まります。

他人の呼吸に触れてみることによって、一回一回の呼吸の違いがよくわかるようになります。ふりかえりのときに、急に呼吸の様相が変化したときに何が起こっていたのかを確かめてみると、物思いに耽ったり、意識が落ちて眠ってしまったりしたときに呼吸の様相も変わることがわかります。長い短い、深い浅い、大きい小さい…、呼吸の多様さに驚かされます。

眼を閉じて手のひらで感じる呼吸の動きに集中してみると、たんなる上下の動きだけではない複雑でダイナミックないのちの躍動を感じます。エネルギーの爆発のように感じる人もいます。

お互いに体験のふりかえりをすることによって、感じ方の違いに気がついたり、自分では気がつかなかったことを相手の体験から学んだり、言葉にはできなかったことへの表現法を見つけたりすることができます。

こうしたふりかえりの話し合いを通して、呼吸と心と身体とのつながりに関する探求への道のりが開けてゆきます。自分自身についてより深く知ってゆくためには、他者の存在や支援が必要であることに目が開きます。

◆エクササイズ４： 呼吸のモニタリング・「ふ〜・ふ〜」モード

ふたり一組になります。一人は仰向けに横になり、もう一人は横に坐ります。横になった人は眼をつむって自然な呼吸をします。坐っている人は、相手のお腹の動きなどをよく観察して、息を吐き始めるのに合わせて「フ〜」と相手に届くように声を出しながらモニタリングします。「フ〜」という声は、吐く息の最後まで出している必要はありません。適当なところで止めて、次の呼吸のモニタリングに備えます。

数分したら役割を交代し、最後にふたりで気づいたことや感じたことを話し合いながら体験をふりかえります。

●エクササイズの目的：

相手の呼吸に合わせてモニタリングすることで集中力が高まります。相手の呼吸を観察しながら優しい声を届けることを通して、寄り添うということがどういうことなのかを体験的に知ることができます。

侵入的でない仕方で見守られ寄り添われる体験をしたとき、自分の中にどんな反応が起こるのかを見つめます。自分の呼吸に合わせてモニタリングしてもらっているはずなのに、相手の声に合わせて呼吸しなければならないと思えてしまう場合もあります。こうした反応は、自分が生まれ育ってきた生育歴を振り返るための大切な情報を提供してくれます。

◆エクササイズ５： 呼吸のモニタリング・「すう・はく」モード

ふたり一組になります。一人は仰向けに横になり、もう一人は横に坐ります。横になった人は眼をつむって自然な呼吸をします。坐っている人は、相手のお腹の動きなどをよく観察して、呼吸に合わせて「すう、はく」と相手に届くように声を出しながらモニタリングします。

数分したら役割を交代し、最後にふたりで気づいたことや感じたことを話し合いながら体験をふりかえります。その際、「ふ〜ふ〜」・モードと「すう・はく」モードではどちらのほうが心地よかったか、それはなぜかについても話し合います。

●エクササイズの目的：

同じ呼吸のモニタリングでも、「ふ〜」という声と、「すう、はく」という意味を持つ言葉ではだいぶ違った経験が展開します。それは、声や言葉の持つ力をどのように体験するかの違いです。

「ふ〜」という声はそっと寄り添う力があります。意味を持った「すう、はく」という言葉はある種の拘束力を持ちます。意味の持つ拘束力をコントロールされるようで不快に感じる人もいれば、枠組みを与えられたようで安心する人もいます。その違いは、その人が生まれ育ってきた過程で、どのように話しかけられ声かけされてきたかの積み重ねによるものだと思われます。

こうしたことを自覚しておくことによって、臨床現場における音声の使い方、言葉の使い方に関する自覚を高め、センスを深めることができます。

◇エクササイズ6：　名を呼ぶ息づかい

息を吸いながら自分の名前を呼んでみましょう。次に、息を吐きながら名前を呼んでみましょう。どんなことに気がつきましたか？

●エクササイズの目的：

人の名を呼んだり、言葉を話すとき、私たちは息を吐いています。吐く息を使って声帯を震わせ、唇の形、口の開き具合や舌の位置などによってその響に加工を加えてさまざまな音声を作り出しているのです。こうした息づかいを自覚することは、コミュニケーションを構成する無意識的な習慣を意識化し、新たなコミュニケーションの可能性を開いてゆくための助けとなります。

◇エクササイズ7：　呼ばれたい名前の息づかい

今の自分が呼ばれてみたい名前を考えます。その呼ばれたい名前を小さな声で繰り返し呼びます。次第に声帯を振動させないようにして、息づかいだけにしてゆきます。呼ばれたい名前の息づかいを実感します。ジェスチャーを交えてみると深く感じ取りやすくなります。

呼ばれたい名前の息づかいのエネルギーの本質を感じ取ることができたら、次第にまた声を出して呼んでみます。その息づかいの本質を言葉にするとしたら、どんなメッセージになるでしょう？　自分の名前を呼んだ後に、息づかいのメッセージを続けて言ってみましょう。

●エクササイズの目的：

呼ばれたい名前の息づかいが持つエネルギーには、そのときの自分が必要としているメッセージが潜んでいます。たとえば、私であれば「ウィマラさん、すばらしい先生ね」と認めてほしい気持ちが出てきたりします。こうして私たちは、いまの自分が本当に求めているものに触れることができます。

こうして自分のホンネの息づかいに気づくようになると、他人の息づかいやちょっとした仕草からその人のホンネを察することができるようになってゆきます。自分自身を深く知る分だけ、他人をもよく知ることができるようになるのです。

◇エクササイズ８：　自分に「大好きだよ」を言う

自分の名前を呼んだ後で、「ウィマラ、大好きだよ」というように、自分に大好きだよを言ってみましょう。どんな感じがしますか？　心の反応をしっかりと味わいましょう。

●エクササイズの目的：

自分に「大好きだよ」と言ったとき、胸のあたりがなんとなく暖かくなったり、嬉しくなったり、少し恥ずかしかったり、照れくさかったりすることもあります。あるいはその反対に、実感がこもらなかったり、白々しく感じたり、ムカついたり胸が悪くなるほどの嫌悪を感じたりする場合もあります。

自分を好きになること、自分を大切にすることは、思っているほどに簡単なことではないのです。自分に「大好きだよ」と言ってみたときの恥ずかしさや照れくささは、本当の自分に出会ってゆくときの抵抗です。本当の自分を受け止めてゆくためには、その恥ずかしさや照れくささを丁寧に通過してゆく必要があります。

自分を受け入れられなかったり、自己嫌悪があったりすると、白々しさやイライラを体験することになります。まずはその事実を認めるところから新しい道が開けます。このエクササイズは、自己受容や自尊心がどれくらい育まれているかを探るために有効です。

自己受容や自尊心を育むことは、セルフ・エフィカシーを高め、燃え尽きを防ぐために必須の要素です。また、自分自身を受容して自尊心を育む過程で、相手の傷ついた心や自尊感情を共感的に理解することができるようになってゆきます。

◇エクササイズ９：　基本的呼吸瞑想

椅子に坐る場合は、浅めに腰掛けて、両足の裏がしっかりと床についている感触を確認し、背中は背もたれにつけずに自然に伸ばします。床に坐る場合には、坐禅のときのようにお尻の下に座布（クッション）を敷くと自然に腰を立てやすくなります。足の組み方は、両足の踵を重ねずに前後に置く楽座（胡坐）でも、片方の踵を反対側の腿の上に乗せる半跏趺坐でも、両方の踵をそれぞれ反対側のものの上に乗せる結跏趺坐でも、あるいは足のつま先を反対側の脚の脹脛と腿の間に挟みこむヨーガのシッダーサナのような坐り方でもかまいません。両膝とお尻の三点でしっかりとした土台を作ることがポイントです。

ゆっくりと体を左右に揺らして首筋から体側をストレッチしながら、傾けた側のお尻の坐骨を感じます。次第にゆれを小さくしながら両方の坐骨に均等に体重がかかるようにして、身体の中心線に合わせてピタリと背筋を定めます。

中心軸が定まったら、両腕を身体の横にぶらりと降ろして、耳、肩、お尻の坐骨が自然に垂直平面状にまっすぐに並んでいることを体感的にイメージします。自然に胸が開き、肩の力が抜けて、首がスッと立って頭が自然なまっすぐさで上半身の上に載っています。

目線は自然な角度で前に落として、眼は閉じてもいいですし、半眼にしておいてもかまいません。いずれの場合でも、目線が定まっている感覚が心を集中させるために大切です。思考が湧いているときは目線が動いています。

口は軽く閉じておきますが、顎や唇の周囲に不必要な緊張がないことを確認します。眼の周りやこめかみの辺りにも緊張がないか確認します。緊張していたら、軽く口を開いて息を吐きながらリラックスさせます。

両手は、膝の上においてもいいですし、身体の前に組んでおいてもかまいません。身体を自然にまっすぐに保ち、心が一番安心する手の置き方を工夫します。両手を重ねて向かい合った親指の先が軽く触れ合い、手のひらと親指で半円形ができるような手の組み方を法界定印と呼びます。法界定印を組むと、眠気に囚われて意識が呼吸や身体から離れた時には親指が離れ、興奮して意識が高ぶった時には親指が上に押し上げられたりして、親指の触れ方が意識のバロメーターになります。しかし、無理に法界定印にこだわる必要はありません。

姿勢が定まったら、意識を呼吸に向けます。まずは、意識を鼻腔の辺りに集中させ、出る息と入る息を感じます。心の中で呼吸に合わせて「吸う、吐く」と言ってみると集中しやすくなります。しかし、言葉をあてるのは集中の補助であり、呼吸の身体感覚を感じることが中心的課題です。吸い始めから吸い終わりまで、吐き始めから吐き終わりまで、しっかりと呼吸を追いながら微細な感覚を見つめます。

一回ごとに呼吸は違った顔をしています。短い息もあれば、長い息もあります。浅い息もあれば深い息もあります。考え事に夢中になったり、眠ってしまったり、心の状態の変化によって呼吸も変わります。一期一会に変わりゆく呼吸の様相をありのままに気づいてゆけるように努力します。

心が呼吸を離れて何かに囚われていることに気がついたら、次の三つのステップを心がけて呼吸に意識を連れ戻すようにします。

1．何が起こっていたのかをありのままに確認します。「考えていた」、「後悔していた」、「怒り」などと、言葉を添えて確認することで区切りがつけやすくなります。ラベリングと呼ばれる言葉による確認作業です。善悪を裁かずに、ありのままに自覚することが大切です。ラベリングはそのための補助手段であり、熟練してくると言葉の追いつかない微細で迅速なレベルで見つめ続けることができます。

2. 囚われてしまった思考や感情のエネルギーが、身体のどの部分にどのような影響を与えているかを詳細に実感します。胸の辺りがポッと暖かくなったり、胃がキューンと痛んだり、歯を食いしばっていたり、肩が凝ったり、頭に霧がかかっているような感じがしたりします。思考や感情のエネルギーの影響を身体のレベルで感じ取ることは、それらを心理的に受容するための基盤となります。

3. 姿勢やバランスを整えて、やさしく心を呼吸に連れ戻します。

一回の瞑想は、五分から二十分の間がよいでしょう。最初から無理して長い時間瞑想しようとする必要はありません。短い時間であっても、自発的に瞑想が楽しめるようにすることが大切です。瞑想の楽しみや安らぎが味わえるようになれば、瞑想する機会や時間は自然と増えてゆくものです。

●エクササイズの目的：

この呼吸瞑想は、あらゆる瞑想の基本となるものです。野球における素振りやキャッチボールのような基礎トレーニングにあたると考えてよいでしょう。呼吸への気づきが定着してきたら、行住坐臥という日常の基本的姿勢についても注意を向けるようにしてゆきます。歩いている時も、立っている時も、横になっている時にも呼吸をしています。こうして、呼吸への気づきを手がかりとして日常生活のあらゆる場面を瞑想的に探求してゆくことができるようになります。

◇エクササイズ10：　呼吸のキャッチボール

ふたり組みになって、向かい合って立ちます。お互いに心地よい距離を探します。心の中で呼吸のボールをイメージしながら、掛け声とジェスチャーをつけて自由にキャッチボールをします。バウンドさせたり、外したり、ぶつけたり、よけたり、遊び心を発揮してキャッチボールを楽しみます。
数分間したら、お互いにどんなことを感じたかについて振りかえりをします。

●エクササイズの目的：

日常生活のほとんどのやりとりの背後には呼吸のキャッチボールが隠れています。このエクササイズの中で出てくるパターンには、日常のコミュニケーションの中で無意識的に繰り返しているものが少なくありません。

このエクササイズは遊びとして楽しむことがまず第一に重要なのですが、分析的に使うときには、ビデオに撮ってその場で見返しながら、キャッチボールの動きの中に現れているコミュニケーションパターンについて話し合うこともできます。フィッシュボウル形式といって、みんなで見守る輪の中でふたりが呼吸のキャッチボールをして、その場で気づいたことをフィードバックし合うやり方もあります。

第２章　仏教心理からみた看護者に必要な視点

1　よき看護者のための五条件

ブッダの人生と病者の世話

ブッダと看護について考えるときに忘れてはならないことがあります。ブッダが出家するきっかけとなった四門出遊の体験です。四門出遊とはブッダの四回にわたる王宮の外への外出で、王子として誕生し、それまで王宮の中で贅沢に囲まれて人生の美しい部分だけに接してきたシッダッタ菩薩[i]が初めて老病死の現実を見てショックを受けた経験でした。人生で避けられない現実を目の当たりにして、何の解決法も対応法も持ち合わせていない無力さに打ちひしがれたのです。

人生の現実に直面して、どうしてよいかわからない絶望感に襲われながらも、シッダッタは四回目の出遊をします。そして、すがすがしい雰囲気をかもし出す沙門（出家修行者）を見かけます。出家修行者の霊的存在感の偉容に心を打たれます。出家修行の中に、老病死という人生の苦しみを解決する鍵があるのではないかと思えたのです。

シッダッタが最終的に出家の決意を固めるきっかけとなったのは、自分の子どもが生まれた体験でした。十六歳の頃から長年寄り添って生きてきた同じ年の妻ヤショーダラに世継ぎの子が授かったのです。それまで人生のさまざまな問題について語り合いながら共に生きてきた二人は、懐妊がわかってからもお互いの心身に起きてくるさまざまな変化について細やかに話し合い支えあって出産を迎えたのだと思います。

妊娠・出産という体験は、女性だけではなく男性にとっても、喜びや不安などのさまざまな感情体験を余儀なくさせる大きな出来事です。ましてや、生後まもなく実母を失ったシッダッタにとってはなおさらのことでした。彼は心の深いところ、存在の根源にある影に直面したに違いありません。人生は、最も大切なテーマへの動機を欠損という形で与えることがあります。生まれて間もない自分を残して母マーヤーがこの世を去ったように、シッダッタはわが子にラーフラ（日蝕、障害）という名前をつけて妻子を残して密かに王宮を出て、出家します。シッダッタとヤショーダラが二九歳の時のことでした。

こうしたブッダの生涯を概観してはじめて、ブッダが悟りの内容を伝えるためになぜ四聖諦《ししょうたい》という方法を選んだのかという理由が見えてきます。四聖諦とは、ブッダが悟りを達成後に最初に説いたという説法において用いられた教えの形式です。四聖諦の最初には、苦しみの真理が説かれます。「生まれることは苦である。年老いることは苦である。病気は苦である。死は苦である」と述べられる四苦のいずれもが、ブッダ自身が直接目の当たりにした人生の苦しみでした。人間の力や計らいではどうにもできない生老病死の現実の中で、私たちは愛する人との別れ、嫌いな人との出会い、求めるものが得られないこと、心と身体の生命現象を自分のものだと思い込むことによる苦しみを塗り重ねてゆきます。

こうした四苦八苦にどう対処したらよいのか？ブッダの発心修行の動機はまさにこの四苦八苦からの解脱を見いだしたいというスピリチュアルな渇望からでした。だからこそ、悟りの内容を人々に伝えるための手法（四聖諦）も、この苦しみからの解放が可能であることを示し、解放への道を実践的に歩むためのポイントを具体的に示すものとなっているのです。

ブッダは、初期の教団形成が安定したころに、故郷カピラヴァッツを訪れて妻のヤショーダラと息子のラーフラに再会しています。そのとき、ヤショーダラはラーフラに、「あの人があなたのお父さんですよ。お父さんから遺産を相続させてもらいなさい」と父の後を追わせます。ブッダは後を追いかけてくるラーフラを「それでは最高の遺産を相続させてあげよう」と出家させます。

こうしてラーフラは幼くして出家し、智慧第一のサーリプッタのもとで養育されながら、ブッダの指導を受けて成長してゆくことになります。ラーフラが七歳の時のことでした。その時、妻ヤショーダラも出家しました。彼らはサンガと呼ばれる修行共同体の中で阿羅漢という最終的な解脱の悟りを達成しました。

ブッダは出家後半、病舎を頻回に訪れますが、ブッダが病舎を巡回した背景には、こうした自分自身の求道の人生があったのです。

無条件に世話すること

出家修行者の生活規範を集成した律蔵の『大品』[1)]に、病者の世話に関する逸話が出てきます。おそらくは、四十五年にわたるブッダの布教人生も後半に入ってからのことでしょう。ある時、ブッダが侍者のアーナンダを連れて僧坊を巡回していると、ひとりの修行者が自分の糞尿にまみれて横たわっていました。どうしたのか尋ねると、お腹の病気だと言います。「どうして誰も世話してくれないのですか?」とブッダが問うと、彼は「私は元気だったときにサンガに対する義務を果たしませんでした。だから、病気になったときに世話をしてもらえなかったのです」と答えました。ブッダは、アーナンダに水を汲んできてもらい、ふたりで彼の身体をきれいに洗浄してから寝台に寝かせました。

それから、ブッダはそのコミュニティー(サンガ)で生活する修行者たちを集めて事実を確認します。修行者たちは、「はい、そのとおりです。彼はサンガへの義務を果たさなかったために、病気になったときにも世話してもらえなかったのです」と事実を認めました。ブッダは彼らに対して「家にいたときには病気になれば両親が看病してくれたでしょう。出家した今となってはその家族がいません。お互いに家族のように世話しあって修行してゆきなさい。もしもブッダである私を世話したいと思うのであれば、そのように病者を世話すべきです」と教え諭しました。

病気になった修行者が生きている限りは、和尚であれ、阿闍梨であれ、修行仲間であれ、誰かが世話するべきです。縁者がいない場合には、修行共同体であるサンガが責任を持って世話すべきです。誰も病者の世話をしない場合には、悪作という軽罪にあたることが戒律に制定されました。

ここで、「世話する」と訳したパーリ語の原語はupaṭṭhahatiです。パーリ語は、ブッダが話していた言葉に最も近いと思われるインドの古典口語で、テーラヴァーダ仏教の経典言語です。ウパは、近くにという接頭辞。タハティは、立つ、そこにいるという語根です。相手の近くに寄り添い、見捨てず、見守っていることが世話の根源です。相手の近くに立ち、相手の目線に立ってはじめて相手が何を感じているか、必要としているかがわかり、そこから具体的な行為としての世話が生まれます。

ブッダは、思い通りにならない病苦の最中にあっては無条件に世話しあうことが大切であることを修行者たちに伝えました。ブッダの教えに心を動かされて出家した修行者であれば誰でもブッダを敬います。そして、ブッダに仕えたい、お世話をしたいと思うことでしょう。そうした敬意と親しみの念で病者を世話することは、病気を通して四聖諦で説かれる「苦しみの真理」を理解してゆく貴重な実践的修行であったのです。このことは看護の本質は四聖諦の教えの実践であることを教えてくれます。

よき看護者の五条件

この逸話の後に、看病しにくい病者の五条件、看病しやすい病者の五条件が挙げられています。「ブッダである私に仕えるように病者の世話をしなさい」という教えを契機として、教団の中で病者の看護が大切な修行として真剣に取り組まれていったのです。実際に看病してみると、看病のしにくさにもいくつかの特徴的なパターンがあることがわかってきます。看病しにくい病者の五条件については次の項で詳しく取り上げます。

『大品』では、病者の看病しにくさやしやすさの後に、よき看護者の五条件が考察されています。これは、修行の一環として看護を実践する中で、看護者側に生じてくる感情や思考や行動のパターンが詳細に観察され整理されたものです。これらの五条件は、二千五百年の時間を越えて、看護のあり方を考えるための指針となると思われます。ここでは、よき看護者の五条件について考察してみたいと思います。

1. 薬を調合することができる。
2. 病気によいことと悪いことがわかり、病状が悪化するのを防ぎ、快方に向かわせることができる。
3. 慈しみの心から看病し、見返りを求めない。
4. 糞尿や唾や痰や嘔吐物などを取り除くのを厭わない。
5. 適当な時期をみつけて法にかなった話をして、理解させ、励まし、喜ばせることができる。

まず最初に、これら五条件の構造を見てみましょう。五つの条件の中心の位置には、慈しみの心が置かれています。見返りを求めない無条件の思いやりが看護の構造的中核に据えられているのだと見なしてよいでしょう。慈しみを機軸として、前半の二条件は病気の治療（cure）、後半の二条件は病者のケア（care）に関するものになっています。病者の世話をするためには、慈悲を根本として、治療とケアの能力がバランスよく組み合わされる必要性が洞察されていたのです。

仏教的な言葉で表現するならば、慈悲を根本として、病気を見極める智慧と患者を世話する方便とを車の両輪のようにバランスよく展開させる能力が必要なのです。現代的な言葉で表現するならば、思いやりを根幹として、医学的治療と医療的ケアをバランスよく展開できる能力や人柄が求められているのです。

看護者がこのような条件を備え持っているとき、病者にとっても看護者にとっても、病気は看護という関係性の中でお互いの内的成長の機縁となってゆきます。

慈しみの意味とその背景

慈しみ（Mettā）は、相手の幸せと健康を祈る心です。『慈しみ経』の解説書[2)]によると、ブッダによって初めて慈しみが説かれた背景には次のような経緯がありました。ある時、遊行していた修行者の一団がヒマラヤ山麓の美しい森に大樹を見つけました。水といい空気といい、瞑想するには最高の環境のように思われました。彼らは、その大樹の周囲にそれぞれの場所を見つけて瞑想を始めました。彼らは朝夕に集い、教えを唱和して記憶を確認して、瞑想の進み具合を確認しながらお互いの修行を支えあっていました。

ところが、瞑想に適したすばらしい場所だと思えたのに、彼らの容色は日に日に衰えて生気を失ってゆきました。夜中に恐ろしい声が聞こえたり、恐ろしいものが見えたり、嫌な臭いがしたりして瞑想どころではなかったのです。彼らは相談して、ブッダのところに行ってどこか他の場所を教えてもらおうということになりました。

相談を受けたブッダは、状況をよく吟味したうえで、他に相応しい場所はないので、同じ場所に戻って修行を続けるようにと命じました。その際、彼らが自らの修行を守るための手段として慈しみの瞑想法を授けました。

ブッダの観察眼によると、その森の大樹には鬼神が宿っていました。鬼神とその家族たちは、神木の周囲で修行僧たちが瞑想を始めたものですから、その威力に気おされて木から降りられなくなって困ってしまったのです。瞑想のようにそれ自体は良いことであっても、周囲への思いやりを欠いたり、その力が周囲にどのような影響を及ぼすのかに気配りを忘れていると、知らないうちに相手を刺激して困難を招くことがあるのです。

状況を理解した修行者たちは、同じ森に戻り、鬼神たちや森の生きものたちに慈しみの心を送ってから、それぞれの瞑想を再開しました。修行者たちから慈しみの心を送られた鬼神たちは、自分たちの存在を尊重されて心が温かくなり、喜んで彼らの修行の応援をするようになりました。

この逸話が教えてくれることは、目に見えるか見えないかにかかわらず、周囲にいるすべての命あるものを尊重し、思いやりを持つことは、回り回って自分自身を守ることにもなるのだということです。すべての生きものの中には自分自身が含まれているのです。

中道《ちゅうどう》としての慈しみの構造

それでは、なぜ病者の世話の根幹として慈しみが必要なのでしょうか？　看護をするときには相手に共感し、理解し、受け容れようとする感情的な行為が必要となります。すると、自分がそれまでの自分ではいられなくなるような異化作用が生じてくるからです。つまり、看護という関わり方そのものに、自分の中に制御できない情動のモツレを発生させる構造があるのです。

そして、その情動のモツレは、愛憎、期待と不安、喜びと悲しみなどに分裂した両極端な感情の力動として現れます。

『清浄道論』[3)]には、慈しみには愛欲と怒りという二つの敵があると説かれています。愛欲は、外見は慈しみに似ていながらも、相手を自分のものにしようとし、一体化する中で空しさや寂しさを満たそうとします。それゆえ愛欲は慈しみの近い敵だとされます。

愛欲の対象が自分の思い通りになってくれないと怒りや憎悪が生じます。怒りは対象が思いのままにならないことへの不満の感情であり、憎悪は思い通りにならない相手への攻撃性や破壊性の現れです。怒りや憎しみは外見的にも慈しみとは正反対のエネルギーですから慈しみの遠い敵だとされます。

愛憎のいずれも、その対象に関わりたいという情動の二極化した現れです。こうした両極端に囚われない中道の視点に立って、対象との関係の中で揺れ動く感情を見守りながら、対象に関わりたいといういのちのエネルギーを相手の健康や幸福を祈る心へと統合してゆく心の持ち方が慈しみなのです。

この両極端な感情の力動を抱きとめて、ありのままに見つめて受容する智慧をブッダは中道と呼びました。この中道の智慧である如実智見は、いのちの両義性を抱きとめる結果として深い思いやりを生みます。仏教ではそれを慈悲と呼び、キリスト教では神の愛と呼びますが、現代では宗教の枠を超えて無条件の愛とか思いやりと呼ばれるものではないかと思います。

身心の排泄物

第四番目の条件に、糞尿や嘔吐物などの処理を厭わないことが述べられています。看護やケアの現場では、こうした物質的な排泄物だけではなく、患者の怒りや不安や抑うつなどの心理的排泄物への対応も重要な要素になってきます。一般的にはカウンセリングや心理療法の臨床現場で、こうした心理的エネルギーへの対応が意識的に取り組まれています。

生命活動は摂取と排泄という基本的な作用によって支えられます。命を維持するために外界から食物を取り入れ、消化吸収し、身体を維持し活動エネルギーとして使い、不必要になったものを排泄します。こうした物質的循環に伴う情動スペクトラムの両端が愛憎なのではないかと思われます。

糞尿や嘔吐物などの排泄物は嫌悪感をもよおさせます。嫌悪感の原因は、排泄物のもつ匂いや視覚映像の刺激と、私たちの習慣的な認識パターンです。こうした嫌悪感にとらわれずに排泄物の処理ができるようになるためには、生命現象に対する全体的な理解をもつことと、嫌悪感の発生についての認知プロセスを自覚してゆくこと、そして自分自身の命もそうした排泄物を抜きには成り立たないという事実を認めてゆくことが必要になります。

ブッダの説いた瞑想法の中には、身体の部分を見つめる瞑想があります。自分の身体に、髪の毛、体毛、爪、皮膚、内臓器官などがあり、内臓の中には消化中の食べ物や排泄される寸前の便や尿があり、皮膚からは汗や匂いが放出され、涙や唾も出ます。身体のこうした現実をありのままに見つめてゆくことが、私たちのさまざまな思い込みを解きほぐし、心の安らかさをもたらすのです。

子育て、看護、介護などのケア活動においては生命現象にまつわるこうした現実に直面せざるを得ません。身心の排泄物に向かい合いながら、自分自身の中に起こってくるさまざまな感情的反応も無視することなく、生命のつながり合いや継続性を支援してゆけるようになるためには、さまざまなレベルにおける瞑想的な取り組みが不可欠なのではないかと思います。

真実に触れる喜びを促進する術

五番目の条件に出てくる「法にかなった話」とは、真実についての話と解釈することができます。告知の問題に見て取れるように、真実を伝えるということは簡単なことではありません。病気という状況でなくとも、人は必ずしも真実を知ることを好むわけではないからです。

ブッダは、たとえそれが真実であったとしても、本人に伝えるかどうかについては、相手に受けとめる力があるかどうか、真実を告げることが相手に利益をもたらすか否かなどの条件を吟味したうえで決めるべきだと教えています。

キューブラー・ロスは、末期患者へのインタビュー経験から、どのように患者に告知をすべきかが重要であることを力説しています[4]。落ち着いた場所で、見捨てられ感を与えることがないように配慮しながら、最後まで生き抜く希望がもてるような仕方で告知されることが必要です。

そのためには、医師や看護師の側に死や病気についての不安を抑圧することなく見つめることができる能力が求められます。病気や死に向かい合うことへの不安や恐怖をよく知っている者だけが、こうした人生の真実に向かい合う過程をよりよく支援することができるのです。

そして、真実を告知するだけではなく、その後のフォローを継続してゆくことが何よりも大切です。「よき看護者の第五条件」の中に、理解してもらい、励まし、喜ばせることができる能力が挙げられているのはこの点につながるものだと思います。

励ますという点に関しては、抑うつ状態にある人に対しては安易な励ましは逆効果であることも考慮されるべきでしょう。安易な励ましというのは、抑うつ状態にいる人を見た自分自身の不安や不快に耐えられないところから出てくる反応だからです。人は何かを失ったり諦めなければならないとき、深い抑うつを通過します。そんなときには、安易な言葉による励ましではなく、静かに見守るという仕方での微細な励ましが必要なのです。

真実を知ることには時に痛みが伴います。それまでの思い込みが壊れる際の痛みです。しかし、その痛みを通り過ぎることができると、真実を受け入れることによる解放と静かな喜びが生まれます。そして、いのちの真実に触れる喜びは生かされていることへの感謝の念を伴います。

註

i　シッダッタは、ブッダが生まれた時につけられた名前。利益や意味の完成という意味がある。菩薩とは、より多くの人々を救済できるようにブッダとしての悟りを得たいという誓願を立てて人徳を積み重ねる波羅蜜修行をする者のこと。

引用文献

1)『南伝大蔵経第三巻律蔵三』(大蔵出版、一九三七年、五二五―五二八頁)
2)村上真完、及川真介『仏のことば註(一)』(春秋社、一九八五年、四九四―五百一頁)

3）『南伝大蔵経第六三巻清浄道論二』（大蔵出版、一九三八年、一八五頁）

4）E・キューブラー・ロス著／鈴木晶訳『死ぬ瞬間　死とその過程について』（中公文庫、二〇〇一年、六四―六五頁）

2　看護しにくい人の五条件

前出のブッダの人生と病者の世話のお話で紹介したように、ブッダが修行者たちに「病気になったときはお互いに世話しあいなさい」と奨励しましたので、彼らは病気になった修行仲間の看病に真剣に取り組みました。そうした実践から、いくら懸命に看病したとしても看病しにくい人はいるものだということがわかってきました。律蔵の『大品』[1)]には、看病しにくい人の五条件がまとめられています。

ここでは、これらの五条件を考察しながら、ブッダの教えと実践的な瞑想法を基盤とする看護のあり方を探ってみたいと思います。

1　快方に向かうことを実行しない

こうすれば病気が回復するということがわかっていても、いくら丁寧に説明されても、優しく世話されても、患者本人がよくなることを実行してくれない場合があります。そんなときには、患者にとって病気でいることの利点（病状利得）があるものです。

例えば、いつもは十分に注意を向けてもらえずに寂しい思いをしている人が、病気になってはじめて家族から優しくしてもらえたと実感したような場合がその典型です。「回復して元気になったら、また寂しい思いをしなければならないのではないか…？」と不安になって、わざと回復を遅らせてしまうことがあるのです。

患者本人から回復してしまうことへの不安が語られたら、タイミングを逃さずにしっかりと聴きます。その不安の中に経済的な問題や職場での問題などが含まれている場合には、ソーシャルワーカーなどにかかわってもらうのがよいでしょう。

不安は、しっかりと傾聴され受けとめてもらうだけでも、だいぶ楽になるものです。自分のことを裁かれることなくありのままに受けとめてもらえると、それだけでも安心して、自尊心が少しずつ回復してゆきます。すると、今ここで家族や病院のスタッフたちから実際に与えられたものを喜びとして受けとめることができるようになります。その喜びを心の成長の糧とすることができたとき、回復への一歩を進める勇気が生まれます。（ここでは、ドメスティック・バイオレンスや虐待などがない場合を想定しています。そうしたケースは、特別な対処が必要です。）

小児がんに罹って入院してきた子どもが、看護師との会話の中で「僕が病気になると、お母さんとお父さんが仲良くなる。だから僕は病気になっても平気さ」ということを話したそうです。このような場合には、子どもの話に傾聴する一方で、両親にそのことを伝えて、それまでのふたりの不和が子どもにこうした影響を与えていたことを知ってもらい、そのことについてまずは自分たちで、そして子どもと語り合えるような環境を整えてあげることができればよいと思います。

現実的には、家族でこのような話し合いが持てることはそう多くはありません。しかし、どのような状況にあっても、病気の背景にある家族のダイナミズムを感じ取りながら、患者の存在全体をありのままに見守っていることが大切です。なぜならば、存在をありのままに見守られることで、患者と家族のダイナミズム全体が深いところから変化し始めることがあるからです。善悪の判断を超越した俯瞰的視点から見守る心が、患者や家族のスピリチュアリティの働きを誘発することがあるのです。

患者の心の深いところに無意識的な自殺願望があるようなケースの場合も、回復に向かうための行動に抵抗を示すことがあります。そういう場合には、病気からの回復というシナリオにこだわることなく、患者の気持ちに耳を傾けるかかわりが必要でしょう。患者の慢性的な自殺願望の背景には、家族の誰かの死んでしまいたいほどの悲しみが感じ方や考え方という精神構造のパターンとして影響していることが少なくありません。できれば、カウンセラーやスピリチュアルケアのできる人にチームに参加してもらうとよいでしょう。

患者のサインを見逃さずに深いレベルでの話し合いができると、患者の語り(ナラティブ)を通して家族の悲しみのエネルギーも自然に癒されてゆきます。サインを見逃さないためにも、また患者が自らを語ることによって自然な癒しのプロセスを始められるような環境を提供するためにも、看護者にはこのようなことに気づく注意深さが求められます。この注意深さを現代の仏教瞑想では、マインドフルネスと呼びます

仏教に出てくる出家(pabbajita)という言葉には、語源的に、踏み出すという意味があります。自分を構成(規制)している枠から前に一歩を踏み出すということです。仏教において伝統的に出家が重んじられてきた背景には、自己を束縛する枠から解放されるためのライフスタイルを大切にするという思いが込められていたのです。

哺乳類としての人間は、人生最初期を養育者への絶対的な依存状態からスタートさせねばなりません。私たちは、子育てというケアを通してのみ人になることができるのです。その子育てという環境の中で、私たちは養育者の感じ方や考え方や行動パターンを無心に真似しながら自己の枠組みとして無意識的に身につけてしまいます。ユングは、世代間を無意識的に伝達されてゆくこのようなパターンを、コンステレーション(布置)と呼びました。仏教では、業(カルマ)とか縁という視点で語られるものです。

私たちが自分を束縛するしがらみ（パターン）から解放されたとき、同じようなしがらみに苦しんでいた家族や先祖たちの苦しみや悲しみも自然に癒されてゆきます。世代間を伝達されるいのちの流れには、パターンを媒介として時空を超えて響き合う不思議な性質があるのです。スピリチュアリティと呼ばれるものは、こうした家族における世代間伝達に関連する現象に関連していることが少なくありません。

2　快方に向かうことだからといってやり過ぎてしまう

「～がこの病気に効く」ということを聞くと、ついついやり過ぎてしまう患者がいます。病気であることへの不安に支配されて、自分の身体が実際に感じている感覚から切り離されてしまい、ほどよい加減を見失ってしまうのです。こうした場合には、まずは、病気に関するいろいろな不安に寄り添って傾聴することが大切です。

それから、自分の身体の声に耳を傾けることを学んでもらいます。身体感覚に注意を向けてもらい、心を開いてもらいます。具体的には自分の身体が本当に気持ちよく感じている状態を知ってもらうこと、痛みや苦しみが消えた瞬間の、ホッとした気持ち、喜び、安心感を確認してもらうことを促すとよいでしょう。このようにして、実際の痛みや苦しみの身体感覚と、痛みや苦しみに対する心理的不安とを区別できるようになります。この身体感覚を取り戻すことが、回復に向けての方向を知る羅針盤となり、加減を調節するバロメーターとなります。

私たちは、健康時には、身体の感覚を忘れていられます。ある意味で、身体は透明でいることができます。だからこそ、他のいろいろのことを考えたり行ったりすることができるのです。ところが、けがをしたり病気になって痛みが発生した瞬間に、それまで透明だった身体が急に色づき、痛みという手触りを持った存在へと一変します。私たちの意識は、そのように身体を経験しています。

まずは看護者自身が身体感覚に心を開き、健康な状態や病気という状態を自覚的に体験しておくことが必要です。そうした身体経験に基づいて、患者の病気に対する不安や回復への願望に込められた思いを聴き取ることができるようになればよいと思います。

3　処方された薬を服用しない

患者が処方された薬を服用していないということがあります。そのようなときには、そのことを責めるのではなく、その患者が信頼しているものはいったい何なのか、その患者にとって何が薬になっているのかを観察する必要があります。

プラシーボ効果も、薬の一つです。病院の待合室でいつもの人と挨拶して世間話をするのが楽しみになっている人には、それが心の薬になっているのかもしれません。

薬師如来の原型であり、実際にブッダの侍医であったジーワカは、タッカシーラという都市で医学を学びました。古代のインド医学における卒業試験について次のような逸話が残っています。「一里四方の大地に生えている植物のうちで薬にならないものを探し出せ」という試験問題に対して、ジーワカは「薬にならないものは何一つとしてありません」と答えて合格したそうです。

患者が実際に何を薬として選んで使うかという問題は、ある意味で、信仰の問題にかかわるものなのかもしれません。その裏には、何を恐れているのかという不安も隠れているでしょう。薬は、本質的に毒であるからです。その毒をどのように使うかで、薬にもなり毒にもなるのです。

科学技術による医療が提供する薬も、そうした選択肢の中の一つなのです。患者とのコミュニケーションを通して、その患者が何を信じているのか、なぜその薬を服用しないのかについてざっくばらんな話ができるとよいでしょう。それは、医療や看護の側に身を置く人にとっても、自分が何を信頼し、何を恐れ、何を選ぶのかという問題を考え直す機会になるでしょう。代替医療が普及してゆく昨今の流れの中では、さらなる重要性を帯びてくるテーマかもしれません。

4 ためを思って世話してくれる人に対して、病気について「症状が悪くなっている」とか「よくなってきている」とか「変化がない」とか、ありのままに報告しない

これは、対人援助の臨床現場におけるコミュニケーション・トラブルの典型的なものの一つです。患者は、自分のことを思ってくれる人に対して故意に困らせているような印象がありますし、自分のことは放っておいてほしいという意思表示をしているようでもあります。

しかし、こうした患者の心の中には、素直になれない苦しみがあるものです。その苦しみに心を向けつつも、直接的にはそのことに触れずに、顔色や声の調子や仕草などから患者の状態を察して、いつもの対応を続けることが大切です。

そして、タイミングを見て、「～さん、今日は…なご様子ですねぇ。言葉にしてお話ししてくださると嬉しいです。気が向いたら、お願いしますね」と一言さりげなく添えてみることが効果的です。強制しないこと、待ち続けること、「(話してくれたら) 私が嬉しい」からというお願いの気持ちが伝わることが大切だと思います。

こうした状況を引き起こす原因は、たいていの場合、幼少期の親子関係のこじれにあります。デパー

トなどで、子どもが買ってほしいものが置いてある棚の前に寝転んで、親とバトルを展開していることがあります。そんなとき、「言うことを聞かないと、おいてゆくよ」とか、「言うことを聞かない子は、お母さんの（お父さんの）子どもじゃないよ」などと、見捨てを武器にして子どもを支配しようとする場合が少なくありません。極度に見捨てられ不安を煽られて支配される出来事が繰り返されると、私たちの心の中には、意固地になって素直になれないしこりができてゆきます。

病気になったとき、人はどうしても心細くなり、誰かに助けてもらいたくなります。そして、頼りたいと思う人に対して、両親へのイメージを無意識的に重ねてしまいがちです。医師には頼りがいのある父性を、看護者には優しい母性を求めたくなる傾向があります。医師や看護師は、こうした父性や母性にまつわる記憶が投影される対象となりやすいものです。頼りたい人に対して素直になれない、どこまで反抗しても見捨てないでいるかを試しているような態度は、こうした幼少期の記憶の無意識的反復であることがほとんどです。

看護においては、患者からどのようなエネルギーを投影されてきたとしても、それをありのままに受けとめたうえで、大地のようにしっかりと、風のように滞りのない寄り添いと見守りの環境を提供したいものです。その寄り添い環境の中で、患者は、自然に本来の素直さを取り戻してゆくことでしょう。

こうした心の響き合いの性質を熟知して、素直になれない患者のそのままを許せる場（空間）を創造することが大切です。

5　苦しく、鋭く、激しく、ヒリヒリする、快くない、気持ちの悪い、いのちを奪い去られるような身体的な痛みを我慢することができない性質である

痛みは人によって感じ方や、表現の仕方、そして耐性に違いがあります。いつの時代にも、痛みに弱い人はいるものです。こうした仏典の記述を読むと、ブッダの時代にも病気の痛みを我慢することのできない修行者たちがいたようです。見方を変えると、修行者に対しては、病気による痛みをこらえることが当たり前だと思われていた節があります。痛みを瞑想の対象として見つめることも、修行の一部だったらしいのです。

今では緩和医療が普及しつつあり、身体的な痛みを薬で緩和して患者の生活の質を維持し高めてゆくための実践が普及していますので、痛みは我慢しなくてもよいものになりつつあります。痛みを緩和する麻薬などのなかった時代の修行者たちの話をそのまま現代の看護につなげることはできませんが、痛みにどのように対処してゆくかを考える参考にはなると思います。

まず、瞑想と痛みのコントロールについて考えてみましょう。

1章で述べたように仏教瞑想には集中瞑想（サマタ：止）と洞察瞑想（ヴィパッサナー：観）とがあります。集中瞑想では、イメージや言葉など、ひとつの対象に意識を集中させます。集中瞑想によって精神が集中状態に入ると（この状態は三昧《さんまい》、あるいは禅定《ぜんじょう》とよばれる）、心が一時的に穢れから離れて、自然ないのちの喜びが生じます。三昧によってもたらされるこの恍惚的な喜び（ピーティ）は、快感に関わる神経伝達物質であるドーパミンや、脳内モルヒネと呼ばれるエンドルフィンの発生と深く関わっているのではないかと考えられます。[2)] 集中瞑想によりドーパミンが分泌されます。ドーパミンは、

過剰になると幻覚妄想状態を引き起こします。そこでドーパミン神経の活動を抑制する作用が起こります。その過程にエンドルフィンが関わっているらしいのですが、このβ-エンドルフィンにモルヒネの何倍もの鎮痛作用があるのです。こうして瞑想の集中力によって痛みが緩和されるわけです。しかし、病気による身体的な痛みによって禅定が失われたゴーディカ長老のような逸話[3)]（7章5、末期において、安楽死・尊厳死を望む人へのかかわりにて紹介）もありますから、集中瞑想による痛みの緩和にも限界があるのです。

一方、洞察瞑想（ヴィパッサナー瞑想）は、身体感覚や感情や思考など、今ここに実在する対象を繰り返してありのままに見つめるもので、近年アメリカでマインドフルネスという名で心理療法として医療に取り入れられています。いずれの瞑想もα波を発生させる効果があります。α波には、深くリラックスした波速の遅いアフファ1と、すっきりと覚醒した速いアフファ2とがありますが、現実の対象に繰り返し注意を向けるヴィパッサナー瞑想では、速いアフファ2が出る傾向があります[4)]。

瞑想には呼吸などのリズム運動に意識的に注意を向けるものがありますが、この作業はセロトニン神経を活性化させます。セロトニン神経には、ドーパミン神経とノルアドレナリン神経の活動のバランスをとる働きがあります。これら三つの神経のうちで、意識的訓練によって鍛えられるのはセロトニン神経だけです。セロトニン神経を鍛えると、平常心が養われ、うつ状態に囚われにくくなり、痛みなども抑制しやすくなります。現代では、こうした瞑想の科学的な根拠がわかってきています。

◆痛みを見つめるマインドフルネス瞑想

病気による痛みを我慢することのできない修行者に対し、ブッダは、身体的な痛みと心理的な痛みとを区別して見つめるように促しています。すなわち、痛みという身体感覚や今ある感情をありのままに見つめる洞察瞑想（ヴィパッサナー瞑想）を推奨しています。

身体感覚としての痛みを注意深く見つめ、痛みの身体感覚の周辺に浮かび上がる不安やイライラや怒りなどの心理的な痛みを見守ってゆきます。ある意味で、これは痛みに心を開いてゆく行為です。痛みと闘うのではなく、痛みを忘れるのでもなく、痛みという現象そのものをありのままに見つめ、受容してゆくことです。

私たちには、痛みを忘れるために快感を捜し求める性質がありますが、意識されていないものです。痛みを見つめる瞑想では、痛みに心を開いて痛みの中に入ってゆくことによって、痛みを忘れるために無意識的に快感を追い求める習性に気づきます。この習慣に気づくことができると、不思議なことに痛みが自然に緩和される体験が起こります。痛みを恐れて、痛みから逃れようとして快感を捜し求める心のエネルギー回路が解けるからです。

それは、ただの接触感覚のようになった身体的な痛みの発生と消滅だけを見つめているような状態です。その身体感覚のバイブレーションの周囲に心理的不安やイライラというヴェールを作り出すことがありません。それが、身体的な痛みと心理的な痛みを見極めなさいというブッダの教えの意味なのです。

患者にこのような専門的なレベルでの瞑想を求めることはできません。しかし、患者が喜ぶこと、楽しめること、集中できることを見つける手助けをすることはできます。すなわちよい意味で何かに集中することによって脳内モルヒネの発生を促進して、痛みに対する耐性を高めるお手伝いをするのです。

◇三学の現代的展開法

仏教には、戒・定・慧の三学という三つの学びのステップがあります。この三学を指針として、患者の喜ぶ力、楽しむ力、集中力、そして洞察力を育む流れが作り出せるように工夫するのがよいでしょう。

戒（sīla）とは、語源的には生活習慣という意味を持ちます。伝統的には、1．生き物の命を傷つけない、2．与えられていないものを盗まない、3．嘘をつかない、4．愛欲にまつわる邪な行いをしない。5．酒や麻薬に耽らない、という五戒を保つことです。

看護では、患者が自分の生活習慣を振り返る機会を作り出せるように、これらの五戒を現代的に解釈しなおす必要があるでしょう。たとえば、（入院）生活の指針として、

1．命を大切に守りましょう。
2．お互いの持ち物や時間を大事にして、ともに分かち合う喜びを知りましょう。
3．真実を語る言葉の力を知り、自他を傷つけないやさしい言葉を話しましょう。
4．性生活を含めて相手を大切にすることを学び、責任ある生き方をしましょう。
5．酒や麻薬以外の、健康的なレクリエーション（再創造）の楽しみを見つけましょう。

というふうに書き換えてみるとわかりやすいと思います。

戒・生活習慣の振りかえりは、生活習慣病の予防にも役立ちますし、何よりも、後悔の少ない生活を送れるようにしてくれます。後悔という心の痛みは、心の集中力を妨げます。修行者たちが戒律を守るのは、後悔の少ない生活を送れるようにすることによって、瞑想に入りやすくする準備をしているのです。

仏教の伝統では、集中的な瞑想に入る前には懺悔をします。日本では懺悔文を唱えますが、ビルマなどでは実際に師匠の前で懺悔をすることがあります。懺悔したいと思うその相手がすでに死んでしまっていたり、遠くに住んでいるなどの理由で、直接その人に懺悔できないような場合には、師匠が代理と

してその気持ちを受けとめてくれるのです。信頼できる人と直接向かい合った関係の中で懺悔の気持ちを言葉にして受容してもらうことには、癒しの効果があるのです。

看護では、患者が日常会話の中で語る、言えなかった「ごめんなさい」の気持ちを汲み取ってあげることが重要です。その気持ちを受けとめて、「大丈夫だよ」を言ってあげることで不安はだいぶ癒されます。

こうして生活習慣を振り返りながら、隠れた不安を和らげ、後悔の少ない生活が送れるように整えます。そして、小さなことでいいですから、何かに楽しく熱中できるような環境を準備しましょう。何かに没頭し、熱中しているときには、自然に集中力が生まれます。そんなときは、静かに見守りましょう。熱中がさめてきたときに、「～していて、楽しそうでしたね」などと確認してみると、本人がその体験を言葉にする機会ができます。やさしい見守りの中で体験を言語化してみることは、自然な分析力や洞察力を育みます。

こうした流れの中で、患者が集中力を取り戻し、痛みに向かい合ってゆく力をつけることができるようにお手伝いするのが、仏教心理を活かした看護による疼痛緩和の戦略です。

引用文献

1）『南伝大蔵経第三巻律蔵三』（大蔵出版、一九三七年、五二五―五二八頁）
2）有田秀穂『脳内物質のシステム神経生理学』（中外医学社、二〇〇六年、九五―一一四頁）
3）『南伝大蔵経第十二巻相応部一』（大蔵出版、一九三七年、二〇三―二〇七頁）
4）有田秀穂・井上ウィマラ『瞑想脳を拓く』（佼成出版社、二〇〇七年、一〇五―一〇八頁）

3　対人援助の現場におけるケアする人のケア

看護をはじめとする対人援助の現場では、ケアする人のケアの必要性がますます高まってきています。燃え尽き症候群に象徴される問題の根底には、労働時間や賃金などの就労条件の他に、人間関係から生じる感情的疲弊の問題が潜んでいます。最近では、感情労働という視点からの考察も進められています。こうした感情の問題に関して、制度として最も必要とされているのがスーパービジョンではないかと思います。

瞑想修行を支える師弟関係や修行共同体としてのサンガの現代的な意味を吟味することによって、ケアする人のケアというテーマに取り組んでゆきます。

1　スーパービジョンとスピリチュアリティ

日本の対人援助の現場にシステムとして最も欠けているものの一つがスーパービジョンです。スーパービジョンとは、喩えていうならば、カウンセラーのためのカウンセリングです。ケアする人が現場で行き詰まった時、自分自身を振り返るために安心して相談できる時間と空間を提供するものです。どのような職業でもいえることだと思いますが、資格を取得して現場に出た後ではじめて始まる本当の学びがあります。臨床現場で患者に接しながらどれだけ学び続けていけるか、その学びを周囲がどうサポートしてゆけるか、そこが重要なのです。

看護の現場ではプリセプターシップが職場教育の働きを担っていますが、スーパービジョンにはプリセプターシップだけでは提供できない重要な機能があります。スーパーバイザー（スーパービジョンをする人）は、技術的なアドバイスはもちろんのこと、スーパーバイジー（スーパービジョンを受ける人）がその問題を手がかりとして自分自身の在り方に気づき、より本質的なところからその問題に取り組んでゆけるようにするために心を砕きます。スーパーバイジーが視野狭窄を起こして見落としている事柄を拾い上げ、認識できていない本人のよい点にも気づけるように配慮が為されます。

技術的なレベルで修正すべきことがあれば、できるだけその人の心を傷つけたり責めることがないように気をつけながら指導が為されます。スーパーバイジーに必要以上に罪悪感や自責の念があると、本当に見つめるべき大切なポイントが自分を責める痛みにすりかえられて見失われてしまうからです。スーパービジョンを受けること自体が反省したいという気持ちの現れですから、できるだけ自尊心を傷つけないように配慮することが、その後の自主的な学習意欲を高く維持してゆくことにつながります。

スーパーバイザーが大切にすべきポイントは、①スーパーバイジーの存在、②そのスーパーバイジーからケアを受ける人の存在、③その場のケアに必要な技術や情報、という三点にまとめることができるのではないかと思います。そして、これらを大切にしながらどのようにスーパービジョンが為されるかに、そのスーパーバイザーのスピリチュアリティ（精神性、魂のたたずまい）が現れます。

スーパービジョンが本当に深まってゆくと、スーパーバイジーがなぜその仕事に就こうと思ったのかという生育歴のテーマに遡ってゆくことが少なくありません。自分を対人援助という職業に駆り立てた力の源に気づくことで、自分が本当に求めているのは何かを知ることができます。その原動力が自覚されて仕事以外の別な角度からも満たされるようになると、職場におけるそれまでの葛藤パターンが自然に緩んでゆきます。

精神分析をはじめとする心理療法家の育成過程では、教育分析といって、学生が実際に心理療法のセッションを受けながら自分自身を知るための期間が設けられています。さらに、現場に出てからは数年ごとの定期的なスーパービジョンが推奨されています。しかし、看護の教育課程にはこうした教育分析に相当する科目や時間がありませんので、現場で出会う葛藤を通して自分自身を振り返る作業が始まることになるのです。これからの看護教育では、臨地実習の前後に教育分析に相当する機会がもたれるとよいと思います。

こうした教育分析を含めた体系的なスーパービジョンによってケアする人のケアが為されるときには、ケアする人のスピリチュアリティも自然に成長してゆきます。そして、目の前の人を大切にする輪が自然な形で現場に広がってゆくものです。

2　師弟関係と見守りの環境

仏教瞑想は、師弟関係と修行仲間という二つの関係性の中で見守られながら修行されます。仏法僧の三宝の一つであるサンガは、伝統的な狭い意味では、悟りを開いた聖者の集いとされます。しかし、今日的な広い意味では、ブッダ（仏）の教え（ダンマ：法）を共に修行する仲間の共同体と解釈するのがよいでしょう。

西洋で盛んになってきているエンゲイジド・ブディズムと呼ばれる社会参加型仏教では、マインドフルネスを共に修行する仲間たちという意味でサンガ活動が展開されています（詳細は第1章を参照）。そこでは、マインドフルネスを意識の乗り物として、平和活動、ボランティア活動、死の看取り、グリーフケア、共依存や嗜癖からの脱出、子育てなどのさまざまなテーマが社会的なつながりの中で取り組まれています。それが実践型西洋仏教の大きな特徴です。

師弟関係というと、一般的には一方的な上下関係が連想されます。しかし、『律蔵[1)]』に出てくる弟子の義務や師匠の義務についての章を読み比べてみると、弟子が師匠に対して為すべきことのすべてが、師匠が弟子に対して為すべきことになっています。

たとえば、弟子がうつ状態になって修行を止めてしまいたくなったときには、師匠は弟子の話を聴いてやり、慰めたり、励ましたり、時には転地療法を勧めてあげるように示されています。一方、師匠がうつ状態になって修行生活を止めてしまいたくなったときには、弟子が師匠の話を聴いてやり、慰めたり、励ましたり、転地療法を勧めてあげるように示されています。誤った考えに陥ったときも同様であり、師匠が弟子を正すだけではなく、師匠が邪見に陥った場合には弟子は師匠を正しい見解に導くように努力することが義務とされています。

ここには、明らかな平等性や互恵性が見て取れます。経験の差による役割としての上下関係はありますが、同時に人間存在としての平等性や互恵性の大切さが認められているのです。仏教の師弟関係では、役割としての上下関係と人間性としての平等性という二つの要素がバランスよく調和されているのです。

ブッダは、師弟関係について、弟子は師匠に対して親のごとくに慕い、師匠は弟子に対して子のごとくに思いやるようにと指導しています。出家して家を出たとしても、悟りを目指す修行共同体における人間関係の基本的在り方は、親子関係をモデルとしているわけです。そこには、血縁による家族からスピリチュアルな家族への発展的変容へのビジョンがあるのです。前項の「3．看護しにくい人の五条件」でも述べたように、出家という言葉には「枠」から出るという語源的な意味がありました。血縁家族で身につけた感じ方や考え方の枠を出て、よりバランスの取れた、極端を離れて中道的な、囚われの

関係性のタイプ	そこで達成が望まれるもの
親子関係	安心、信頼、自主性
セラピスト・クライアント関係	私の物語の再構築、健全な自我の育成
仏教瞑想の師弟関係	物語を必要とする「私」の脱構築、無我や空の体現
看護師と患者の関係	母性的ケアによる安心、生きる意欲（守り支えて内なる自然治癒力を引き出す）
医師と患者の関係	治療への信頼、希望

少ないライフスタイルを身につけ直していくことが出家の意味なのだと考えればよいでしょう。

ジョン・ボウルビィは、第二次世界大戦の戦災によって養育者から引き離された乳幼児の健康状態について調査した結果として、人間の健康の基盤となるものは乳幼児期における母子関係が親密で継続的で相互に喜びと満足に満たされたものであることを指摘しています[2]。親密とは、怒りや不安などの否定的感情を含めてあらゆる感情を表現し合える安心感があることです。継続的とは、泣き叫ぶ状態から笑顔の状態に至るまで見捨てずにケアし続けることです。そして、どちらか一方だけではなく双方が喜びと満足を同時に体験することが重要なのです。これら三つの条件は、チャイルド・ケア（子育て）からターミナル・ケア（看取り）に至るあらゆるケアに共通する癒しの根源です。

このような考察に基づいて、親子関係、心理療法におけるセラピスト・クライアント関係、仏教における師弟関係において達成されるべき理想を**表**にまとめてみました。看護においてケアする人のケアを考えるとき、それぞれの関係性における何が課題となっているのかを確認するのに役立つと思います。それは、ケアする人のケアにおいて求められる見守り環境の質を考えることにつながります。

3　愚痴をこぼせる安全な場を創造すること

愚痴をこぼしてはいけないと思うと、いろいろな問題を一人で背負い込むことになってしまいます。臨床現場のスタッフ同士の関係では、愚痴をこぼさないようにするというよりは、どのように愚痴をこぼせば愚痴る側も聞く側もお互いさまで楽になれるかを学ぶことが大切だと思います。お互いさまお陰さまは、自力と他力の共存です。ここでは「四摂法《ししょうぼう》」の教えに学びながら、「安全に愚痴をこぼせる場」を作り上げることによるケアする人のケアの可能性を探ってみたいと思います。

ブッダは、家族を養育したりサンガを統率してゆくために役立つ事柄として「布施《ふせ》」、「愛語《あいご》」、「利行《りぎょう》」、「同事《どうじ》」を説きました。これらが四摂法と呼ばれます。

布施の本質は、与えることです。具体的に与えるものは、①金銭や食物などの物品、②笑顔や優しい言葉などによる安心や安全、③情報や知恵による学び、の三種類に大別されます。愚痴を聞くという行為は、相手に安心して思いを吐き出す時間と空間を布施することになります。

愚痴を聞くときは、アドバイスや指導などはせずに、ただ聴くだけにしておくことが大切です。相手が本気で求める場合を除いて、アドバイスや指導をする必要はありません。教え諭したくなったら、その自分の気持ちを見つめましょう。

愛語とは、優しい言葉、思いやりのこもった言葉を話すことです。粗悪な言葉、飾り立てた言葉、仲良くしている人たちの間を引き裂く言葉、無益な噂話などを離れることが愛語の本質です。

愚痴をこぼす時には、自分の苦しさにきちんと向かい合いながら丁寧に言葉にするように心がけましょう。愚痴を聴くときには、相手が何を嫌がっているのかを確かめながら、心を込めて傾聴するように心がけます。「それは辛かったね…、悲しいね…、腹が立ったんだね……」と共感的に相槌を打ちながら確認します。双方が愛語を心がけることによって、愚痴をこぼし合い聴き合いながらお互いを大切にし合う関係が築けるようになってゆきます。そこにマインドフルネスを実践するコツが隠れています。

利行とは、相手の利益になることを行うことです。愚痴を聴くことは、貯め込んでいたストレスを吐き出して一息つくための時間とスペースを与えるという点で相手の利益になります。しかし、自分の限界を超えてまで相手の愚痴を聞く必要はありません。また、その愚痴があまりに辛らつな場合には、聴いていて不快になります。そういう時には、「そこまでそういう言い方をすると、聴いている私が辛くなる。」とフィードバックしてみましょう。他人を害する辛らつな言葉は、実際には、その言葉を吐いている本人の心も傷つけています。このように正直にフィードバックすることは、愚痴をこぼしながら無意識的に自分を傷つけている相手を守ることになります。

愚痴を聞いていて疲れてきたら、無理せずに「今日は、もうそろそろ私の限界だから、ここまでにしておいてね」と切り上げさせてもらいましょう。無理して後で逆恨みすることのないような配慮です。自分を守ることが相手を守ることになっていることを忘れないようにしましょう。こうして愚痴をこぼし合いながらもお互いの利益を守ることが大切です。

同事とは、相手の苦楽を自分の苦楽と同じように共感することです。原語のsamāna-attatāは、本来ならば「同自／同我」などと訳してよい言葉なのですが、仏教には「無我」の教えがあるのでこうした訳語は避けられたのではないかと思われます。自他が同じ感じ方や考え方や利益を共にする場にあることを含意して、「我」の代わりに「事」という字を当てたのだと思われます。大乗仏教になると、samāna-arthatā（利を同じくすること）となっているのはそのためでしょう。ここでは無我の教えを明確に把握して、あらためて同事の意味を確認することにしましょう。

無我の教えの根本は、ものごとは私（我）の思い通りにはならないということです。その最も身近な例が生老病死であることは、『無我相経』[3)]に説かれている通りです。『無我相経』では、生老病死を思い通りに支配できると思い込む自我の錯覚をありのままに洞察する智慧の重要性が詳細に説かれています。如実智見する智慧に導かれて、思うようにならない現実の苦痛を受容する寛容性としての慈悲、思い通りにならない現実に試行錯誤しながら対応し続ける創造性が生まれてきます。

このように、無我とは自我が無いことや自我を捨てることではありません。無我とは、自我にとって現実がコントロール不可能であることへの洞察と受容を意味するのです。別な視点から言い換えるならば、無我とは、思い通りにならない現実を受容して対応してゆく智慧と慈悲と創造性を備えた自我のしなやかな強さを育むことなのです。瞑想修行とは、そのための注意力や洞察力などの自我機能をバランスよく発達させる意識の訓練なのです。

こうした無我の意味理解のうえで、あらためて同事の意味を考えてみましょう。相手の苦しみに共感することが大事だからといって、相手が絶望している時に自分も絶望しなくてはいけないということにはなりません。誰かに憎しみをいだいている相手と一緒になって誰かを憎まなくても、相手が体験している感情に共感することは可能です。

相手に響き合う感性をもつと同時に、自分と相手の状況を客観的に理解して言葉にしながらコミュニケーションしてゆく知性が必要です。こうした智慧に支えられることによって、相手が体験している感情のエネルギーに共感しながらも相手の物語を別な視点から見守ることが可能になります。響き合いながらも感情的エネルギーに巻き込まれて振り回されてしまうことなく、相手が紡ぐ物語の世界を見守る姿勢を見いだすことができます。

相手の愚痴を聞いていると疲れてしまう、背負ってしまう、貰ってしまうという現象が起こるときには、響き合う感性の働きが過剰になって、言語化してコミュニケーションする知性とのバランスが崩れているものなのです。感じたことを言葉にして理解することは感情的エネルギーをコミュニケーションの中でリサイクルする良い循環を創造します。こうした創造的循環が、感情と思考の空回りを打開してくれます。

このようにして安全に愚痴をこぼせる場を創造してゆくことは、お互いをよりよく知り合い、支えあい、自然に癒し合える関係性を育てることにつながります。四摂法の教えは、現実生活でもとても応用範囲の広いものです。

4　優しさと傷つきやすさ──ホスピスタリティの中で

ホスピタルやホスピスという言葉の語源は、ラテン語のホスペスに由来します。ホスペスは、主人という意味とともに客という意味をも含む、興味深い言葉です。こうした語源的意味の二重性を背景にしてホスピタリティという言葉が生まれてきます。ホスピタリティの中では、迎えることと迎えられること、与えることと受けとることが互恵的に循環しているのです。

ホスピタル、ホスピタリティ、そしてホスピスという言葉に共通するこのような語源的背景は、人と人の交流の根源にある大切なものを照らし出しています。私たちは他者を迎えることによって、自らの聖なる部分に出会うことができるのです。他者と出会い、他者に奉仕することを通じて自らの本質に出会い直す営みが愛あるいは慈悲と呼ばれるのだと思います。

しかし、「私」が他者を迎え入れるとき、他者の存在や振る舞いが「私」の思い通りでないような場

Hospitality ← (優しくしたい私)	Hospital/hospice 病院・ホスピス	→ Hostility (優しくできない私)
	Host （迎える人）	
Hospes	← ↑ ↓ →	Hostis
	Guest （迎えられる人）	

合には、「私」はそれまでの理想的な「私」ではいられなくなります。他者に優しくあろうとすればするほど、「私」の思い通りにならない他者は「私」をそれまでとは違った存在に変えてしまいます。異化された「私」は不安になり、イライラしたり、場合によっては相手を破壊したくなってしまうほどの怒りや憎しみの感情が湧き上がってくることさえあります。

そのようなとき、迎え入れた他者があたかも敵のように思えてきてしまいます。他者は、潜在的に敵になる可能性を秘めているのです。看護のような対人援助の臨床現場で働く人が感情的に疲れ果ててしまう問題の背景には、このような人間関係における根源的なからくりが隠されているのです。

他者を受け入れようとして、理想的な自分ではいられなくなるイライラや怒りが湧き上がってきたとき、「こうしたイライラや怒りもいつかは消え去って、また相手を思いやれる新しい自分が生まれてくるから大丈夫だよ」と、あたたかく受容的に見守る心構えがあると、人間として自然な感情を抑圧することなく思いやりの態度を維持することができるようになります。愛や慈悲の本質には、このように善悪を超えて見守る働きが備わっていたはずです。

ところが看護を聖職であると理想化してしまうと、思い通りになってくれない患者に対するイライラや怒りなどの否定的感情は、「懐いてはならないもの」「感じてはならないもの」であるとする雰囲気が支配的になっています。確かに、それらを患者に直接的にぶつけてしまうのは専門職として許されることではありません。しかし、人間としての自然な感情を否定してしまうのも不条理なことです。

看護教育において大切なことは、現実の患者に接して湧きあがってくるこうした人間的に自然な感情をいかに見つめ、いかに受容して、専門家としての思いやりあるケアを継続してゆけるかという実践的な学びを提供してゆくことなのではないかと思います。前節で取り上げた「愚痴をこぼしあえる安全な環境」を創造することも、こうした問題に関する現場での取り組みの一つなのです。

近年、感情労働という社会学的な視点から看護におけるこうした感情の問題が研究されてきています。「援助対象と接している時には自分の中に否定的な感情を懐いてはならない」という感情規則に縛られてしまうと、現実としてある感情を抑圧し否定してしまうために、感情的な疲労や燃え尽きが発生することもわかってきました。

対人援助の専門職として、陰性感情に飲み込まれて援助対象に向けて感情をぶつけたり、見捨てたりすることがあってはなりません。しかし、自分の感情を抑圧したり否定してしまうと、やがては自分を滅ぼすことになってしまいます。自分だけを犠牲にすることなく、ケアする側もケアされる側も共に生き残れるような、共にいのちの光を輝かせられるような道のりを見いだすことが必要です。それは、優しさの裏側に傷つきやすさが組み込まれているホスピタリティの宿命を臨床現場で生き抜いてゆかねばならない専門家たちが必ず通過してゆかねばならない現場での宿命的な学びなのです。

5　看護における中道の実践

相手に優しくしてあげたい、でも思うようにならない相手の存在が憎らしくて破壊したいほどに思えてきてしまう。「愛憎」という言葉に象徴される両極端の間を激しく揺れ動く気持ちを見守り、受容し、統合してゆくための実践的な心構えとして、ブッダは中道の教えを説いています。

私の陥りやすい両極端	
プラス方向の極端	マイナス方向の極端
両極端を抱きとめることのできる新しい私のイメージ	

初めて中道の教えが説かれた時、ブッダは自分自身が実際に体験した二つの極端を例に挙げて教えました。一つの極端は王子時代に体験した欲望に耽溺した贅沢三昧の生活、もう一つの極端は出家修行者として身を投じた苦行の体験でした。どんなに欲望を満たしたとしても、あるいはその逆に死ぬほどに身体を追いつめたとしても、生老病死を超越して本当の幸福を実現する真理の智慧は得られませんでした。現代的に言い換えれば、エロスとタナトス、あるいは理想化と拒絶の両極端でしょう。こうした実体験からの学びを得て、両極端に囚われない心構えでものごとのありのままを見つめたとき、生老病死の実存的な苦しみを受容しながら超越する智慧の目が開けたとブッダは語っています。

善悪、好き嫌い、苦楽、喜びと悲しみ、名誉不名誉、得不得など、さまざまな両極端の間で私たちの心は揺れ動きます。中道とは、そうした両極端を否定するのではなく、そうした体験からしっかりと学びながら、両極端な状態に囚われることなく進んでゆける心の保ち方なのです。

看護の実践現場に当てはめるならば、自分を犠牲にしても患者に優しくしてあげたいと思う気持ちと、思いもかけない言動に出る患者に対して湧き上がってくる怒りや憎しみなどがこうした両極端に当たるのだと思います。その両極端の間で揺れ動く自分の心を、それらのいずれにも囚われてしまうことなく見守りながら、自分と患者の双方にとって最もよい距離と向かい合い方を見いだしてゆけるような感性と知性の統合された精神的な姿勢が中道ということになります。

エクササイズ：　自分が陥りやすい両極端を前頁の表に書き出してみましょう。そして、その両極端を見守りながら抱きとめることのできる自分のイメージを思い描いてみましょう。

このエクササイズのポイントは、プラスの極端に陥ったときの自分が求めているものの本質は何か、マイナスの極端にはまったときの自分が否定しようとしているものの本質は何かを見いだすことです。心理療法や瞑想の中では、そうした本質の由来を生育歴の中に見いだしたり思い出したりすることがあります。しかし、看護として取り組むときには、今の自分自身を振り返ってみて、なりたい新しい自分のイメージを育むことで十分です。

時々こうした自覚を新たにしてみることで、患者やスタッフとの接し方、家族との触れ合い方、自分自身のあり方が少しずつ変わってゆくと思います。

6　滋養としての接触体験を満たす

ブッダは、私たちの生命は四種類の滋養分によって支えられていることを説いています[4)]。①食物、②接触、③意思、④意識（記憶）です。生まれたばかりの頃には、私たちは母親の授乳と抱っこによっていのちを育まれていたものです。ミルクだけを与えられても、抱っこしてもらえない赤ちゃんは生気を失ってゆくそうです。抱っこという接触は、赤ちゃんの存在にとって大切な滋養分なのです。

言葉を喋るようになると、それまでは身ぶりや泣き声などで表現していた自分の欲求や気持ちを次第にはっきりと表現できるようになります。発話行為や身体的動作の背景となっている意思は、そのつどの自分を作り上げながら将来の自分に大きな影響を与えるようになります。そして、言葉を喋れるようになる前の人生最初期の体験や言葉を覚えたときの体験、ある言葉にまつわる体験などは、その言葉を使うときの認知機能に関わる記憶を介して時間を越えて私たちの存在の在り方に影響を与え続けています。ある意味で、私たちは無意識的な記憶を食べながら、その時々の「自分」を生きているわけです。

ここでは、ケアする人のケアの視点から接触について考察します。まずは看護者自身が接触によって癒される（滋養を受け取る）体験をすることが大切です。そして、接触によって触発される自分の傾向性を熟知しておくことは、自分自身を癒しながら他者の癒しにもかかわってゆけるようになるための重要な基盤となります。

次に挙げる四つのエクササイズによって、まずは接触体験を楽しんでください。そして、エクササイズの後での振りかえりを通して何が起こっていたのかを客観的に言葉で確かめてみましょう。

◇エクササイズ１：背中に触れる

ふたり一組で行います。一人はうつ伏せに横になります。もう一人は横に坐って、相手の背中に両手を当てます。横になった人は、相手の両手を背中のどこにどのように当ててほしいかを詳しく言葉で伝えます。

最初の五分間はそのままの状態で触れ続けます。後半の五分間は、横になっている人が、そのまま静に触れ続けてもらうか、背中をさすってもらうか、トントンとたたいてもらうか、マッサージしてもらうかを選択して、相手にどうしてほしいかを伝えてください。さすってもらったり、たたいてもらったり、マッサージしてもらう場合にはそのつど気持ちのよい仕方を伝えてください。

役割を交代して、ふたりとも触れる役、触れてもらう役をやり終えたら、自由に感想や気づいたことを話し合いましょう。

◇エクササイズ２：お腹に触れる

ふたり一組で行います。一人は仰向けに横になり、もう一人はその横に坐ります。坐った人は、横になった人のお腹にそっと手を置きます。お腹に触れてもらう人は、お腹の「どのあたり」に「どれくらいの強さ」で触れてもらうのが気持ちよいか、言葉でしっかりと伝えましょう。

こうしてセッティングが終わったら、横になった人は自然に呼吸しながら触れてもらっている感触を味わってください。触れている人はいつも同じ圧力で触れ続けているように努力します。こうして十分ほど触れています。途中で、触れる場所や圧力を変えてほしいと思ったら、相手にその旨を伝えてください。触れる人はその注文に応えます。

役割を交代して、同じ事を繰り返します。二人が触れる役、触れてもらう役の両方をやり終えたら、自由に感想や気づいたことを話し合いましょう。

●振りかえりのためのヒント：

- 触れ方について相手にお願いしたとき、どんな気持ちになりましたか？
- 相手から触れ方について注文を受けたとき、どんな気持ちになりましたか？
- 触れる場所や圧力を変えてほしいと思うようになってから実際に相手に伝えるまで、あなたの心の中ではどのような変遷がありましたか？

● 相手から触れる場所や圧力を変えてほしいと伝えられたとき、どんな気持ちになりましたか？

◇エクササイズ３：膝枕をしてもらう

ふたり一組で行います。一人が相手の人に膝枕をしてもらいます。相手の膝をどのように貸してもらうか、いくつか試してみて、一番落ち着く膝枕の仕方を探しましょう。セッティングが決まったら、十分間膝枕をします。途中で姿勢を変えたくなったら、その旨を相手に伝えて気持ちよく膝枕を続けられるようにします。

役割を交代してふたりとも膝枕をしてもらったら、自由に感想や気づいたことを話し合いましょう。

◇エクササイズ４：背中で触れ合い、もたれ合う

ふたり一組で行います。お互いに背中を触れ合わせて、脚を前に伸ばして坐ります。お互いが気持ちよく触れ合い、気持ちよくもたれ合える仕方を見つけてください。十分間続けます。その間に、動きたくなることがあるかもしれません。動いてもかまいませんが、背中を触れ合わせてもたれ合って坐る姿勢は保持するようにします。

何をきっかけとして動きたいと思ったでしょうか？　動く決意をするまで、どんな経緯がありましたか。動くことによって、自分の中でどんなことが起こりましたか？　動いたことへの相手の反応をどう感じましたか。

十分間が終わったら、自由に感想や気づいたことを話し合ってみましょう。

心を込めて触れるという単純な行為がもたらすぬくもりや安心感があります。そのぬくもりや安心感

によって癒されたり満たされるものは少なくありません。ケアする人のケアにとって、こうしたぬくもりや安心感はとても重要なものです。

しかし同時に、接触体験はセクシャリティとも深く関わっており、場合によってはさまざまな不安を呼び起こしたり辛い記憶を呼び覚ますこともあります。どのようにして触れることで、安心の枠を保つことができるのかを考えることも大切になります。

最近では、看護の臨床でも応用できるさまざまなタッチの手法が開発されてきています。そうした手法を学ぶこともよいでしょう。それは患者のためだけではなく、自分のためにもなります。四つのエクササイズから学んだことはその際にも役に立つことと思います。

生きていることは、身体や感覚器官を通して外界と絶えず触れ合っていることです。接触を抜きにして生命現象はありえないのです。だからこそ、接触に気づきを向けることで、ケアすることでケアされる新しい可能性を開くことができるのだと思います。

引用文献

1)『南伝大蔵経第三巻律蔵三』（大蔵出版、一九三七年、八二—九四頁）
2)ジョン・ボウルビィ『母子関係の理論I愛着行動』（岩崎学術出版社、一九九一年、viii—ix頁）
3)ウ・ウェープッラ『南方仏教基本聖典』（中山書房、一九八〇年、七五—七九頁）
4)片山一良訳『中部・根本五十経篇II』（大蔵出版、一九九八年、二四四頁）

4 相互行為としての観察と看護過程

1．相互観察と看護過程

一般の看護過程が医療者側からの問題解決志向であるのに対して、仏教的視点に基づく看護過程は生老病死という実存的な現実を患者が受容して生き抜くことを視野に入れたものです。アセスメント、診断（問題の明確化）、計画、実施（介入）、（実施後の）評価というプロセスを繰り返してゆくことはあらゆる看護の共通基盤といえると思います。本書ではそれぞれの過程に瞑想的な相互観察の視点を取り入れることによって、患者と看護師とが互いの喜怒哀楽に向かい合いながら共に生かし合えるような看護過程を考察してみたいと思います。

相互観察で大切なことは、問題やマイナスな部分ばかりを観察するのではなく、健康な部分に光を当て、よい部分を伸ばし、喜びを生きる力とするような観察を行うということです。喜びや健康の力に支えられて、私たちは老いや病いや死を人生の一部として受けとめることができるからです。

アセスメント、診断、計画をする場合には、患者の健康な部分、生きる力や喜びの源となっているものも同時に観察してゆくことが大切です。評価をするときには、自分自身の努力がどのように患者を支えたかをも正当に評価してゆくことが必要です。

患者の健康上の課題を明確化したうえで、患者と看護者の人間存在がどのように響き合うことが患者の回復につながるのかを俯瞰します。全体を見渡す見守りの枠を整えるということです。その全体的な見守りの中で、一つひとつの治療介助と身体的ケアに心を込めることが看護の本質だと思います。

◆集合体としての人間存在を見つめる

仏教では人間存在を五つの集合体（五蘊《ごうん》）としてとらえます。五蘊とは、色《しき》（物質的身体）・受《じゅ》（身体感覚）・想（イメージや認知）・行《ぎょう》（感情や思考による意思作用）・識《しき》（無意識、記憶、前意識を含む意識全体）の五つです。

仏教的視点に基づいた看護では、この五蘊の教えと、後述するブッダの三つの観察視点とを有機的に連動させて活用しながら相互観察の力を育んでゆきます。五蘊の教えが提供してくれる重要な観察のポイントは、私たち人間存在が五蘊のそれぞれのレベルにおいて響き合っている現象であるというものの見方です。

たとえば、最近のコミュニケーション研究によると、言葉によって伝達されるものはコミュニケーション全体の数パーセントに過ぎず、伝達される内容の多くの部分が身ぶりや仕草、顔つきなどのボディランゲージ（身体言語）や、口調や声の高さやリズムなどによって担われているということが明らかになってきています。母子の喃語やマザリーズによるやりとりを数学的に解析すると、そこには既にリズム、メロディ、物語性がはっきりと検出されるという研究もあります。意味をもった言語を喋るずっと前から、私たちはコミュニケーションの基盤となるやりとりの喜びを知っているのです。

これを五蘊の視点から見れば、身体は呼吸などを通して身体同士で共鳴し合い、コミュニケートし合っているということになるのではないかと思います。言語だけではなく、身体感覚やイメージといったレベルにも民族に共通したパターンが存在するらしいのです。私たち人間は、一人の個としての統一性をもちながらも、言語・概念・イメージ・記憶など、心と身体の各階層において有機的に響き合う集合的な存在でもあるわけです。

◆自覚的に響き合えることの大切さ

私たちの存在は互いに響き合っているものであり、響き合っているからこそ共感することや傾聴することが可能になります。こうした響き合いは、乳幼児が言葉を覚えてゆく発達段階における母親的養育者との間における情動調律に根源をもつものです。

しかし、今自分と相手がどのように響きあっているのかを自覚できないままでいると、必要以上に巻き込まれて専門職としての立場を逸した言動に出てしまうことにもなりかねません。そうしたことを防ぐためには、響き合える心を育てる一方で、その瞬間その瞬間にどのように響き合っているのか、自分の中では何が起こっているのか、相手の中では何が起こっているのだろうかを、冷静に観察し、理解し、言語化し、コミュニケーションできるような自我機能（観察自我あるいは理性）を育てる必要があります。そうした体験の繰り返しを経て相互観察に支えられた共感能力が育ちます。

最近の看護教育や臨床現場では、「共感しなさい」というメッセージと「巻き込まれてはいけません」というメッセージが、看護学生や新人看護師たちをダブルバインド状態に縛りつけているようです。ありのままを見つめる相互観察を実践することで、響き合いながら共感的に傾聴する能力を育み、現場で学び続けることのできる若い人材を育ててゆきたいものです。

これは響き合いながら揺れ動く自他の心を中道の精神で見守る智慧と慈悲の実践です。お互いが幸せになれるような仕方でほどよく巻き込まれ合いながら、共感とは何か、傾聴とは何かを学び続けていける自己信頼を育むということなのではないかと思います。

◆観察の三つの視点

ブッダは、ものごとをありのままに見つめるための三つの視点を教えています。①自分自身の中にある対象を見つめる視点、②他者の中にある対象を見つめる視点、③自他の間にある対象を見つめる視点です。これらは主観的観察、客観的観察、間主観的観察と呼ぶことができるものです。

なぜブッダは、このような三つの観察の視点を提案したのでしょうか？　その理由は、思考や感情を含めて、私たち人間の意識や認識というものは誰かひとりの中だけでは成立し得ないものだからです。それらは、複数の人々の間の関係性の中で生まれて発達してくるものなのです。

たとえば、私たちはいつ頃どのようにして「私は嬉しい」とか「私は悲しい」とか「私は怒っている」といったことを認識することができるようになったのでしょうか？　子どもが自分の体験している感情を自覚することができるようになるためには、その体験を共感的に受容しながら言語化してくれる大人の存在を必要とします。そうした存在がいない場合、その人は、自分の体験している感情エネルギーを自覚することなく、その感情エネルギーへの反応的な行動を繰り返すことになります。

また、大人になった今でも、私は他者から「ウィマラさん、何を怒っているの？」と言われて、初めて自分が怒っていたのだということに気づくようなことがあります。怒りのエネルギーが作り出す物語に熱中してしまうと、私たちは取り憑かれたように話したり行動したりしながらも、自分が怒っているのだという現実をすっかり忘れてしまいます。

寂しさや悲しさという感情エネルギーは、さらに気づきにくいものです。子どもの頃に、「寂しかったねぇ」、「悲しいねぇ」と言って自分の状態を映し出してもらい、心が落ち着いて、満たされ、気持ちが変わるまで抱っこされた体験があるでしょうか？　こうした体験をしていることは、ある意味で、人生の財産です。そうした体験を積み重ねてはじめて、「寂しい」とか、「悲しい」という感情を理解する

三つの視点 ＼ 五蘊の教え		自分自身の中にある対象	他者の中にある対象	自他の場や間にある対象
色	姿勢、仕草、動作、顔の表情など			
受	身体感覚や緊張感			
想	心に浮かびやすいイメージ			
行	思考、言葉、物語			
識	記憶、雰囲気			

ことができ、その気持ちを自分のものとして受けとめ、それらがいつかは消え去ってゆくこと、それに支配されなくても大丈夫なことを知ることができるのです。さもなければ、私たちは寂しさや悲しさに巻き込まれたまま、それと知らずに、それらの感情を紛らわすための反応的な行動を無自覚に繰り返すパターンにはまり込んだままで生涯を送ることになります。ブッダは、それを無明と呼びました。

これら三つの観察視点の中で、どれが最初に育ってくるかということは難しい問題です。私たちが自分自身のことを知ることと、他者のことを知ることと、自他のことを知ることは、実は平行的に発達してくるものなのかもしれないということです。乳幼児の段階では、母親的養育者と自分とはある意味で融合的に一体化した状態で共生しており、その共生状態から私たちの自我意識が分離し個体化して発生してきた可能性が強いのです。だからこそ、ブッダの説いた三つの観察視点が深い意味をもつわけです。

前述の五蘊の教えと、このブッダの三つの観察視点とを有機的に連動させた相互観察が上の**表**になります。

◇ありのままに見つめること

相互観察の基礎は、あらゆる対象をありのままに見つめることにあります。ありのままに対象を見つめるとはどのようなことか、仏教の

禅定を支える心の働き	中和される五蓋
対象に心を向ける関心や興味	眠気や不活発性
対象を詳しく観察する思考	疑い
喜び	怒り
リラックス	後悔や落ち着きのなさ
一体感	欲望

ヴィパッサナー瞑想（観法）に学ぶことができます。仏教瞑想の中では、禅定を支える五つの心の働き（対象に心を向ける関心や興味、対象を詳しく観察する思考、喜び、リラックス、一体感）が五蓋と呼ばれる心のマイナス要素（眠気や不活発性、疑い、怒り、後悔や落ち着きのなさ、欲望）をどのように中和してゆくかを観察します。**表**にその対応関係をまとめます。

五蓋について、ブッダは次のような観察法を奨励しています。

怒りという感情を例にとって見てみましょう。

「修行者たちよ、内に怒りがあるときには『私の内に怒りがある』と知り、内に怒りのないときには『私の内に怒りがない』と知る。未だ生じていない怒りがどのようにして生じるのかを知り、生じた怒りがどのようにして捨て去られるのかを知り、捨て去られた怒りがどのようにして生じてこなくなるのかを知る[1)]」

ブッダの観察法の第一のポイントは、対象の善悪を裁くことなく、それらが存在しているか否かを如実に確認するところにあります。怒りという現象をありのままに見つめて、その現実を受容します。そして、怒りがある状態と怒りがない状態をそのつど繰り返し見つめます。

怒りをありのままに繰り返し見つめているうちに、それに伴う五蘊のそれぞれがどうであるか、たとえば、怒りに伴うイメージ、思考、身体的な緊張などに気づきます。そして、怒りがないときにはそれらがどうなっているのか、その相違をありのままに理解できるようになります。怒りがないときには「怒りがない」、あるいは「怒り（に関して）は空である」と確認します。怒りがない時の身体感覚、イメージや思考の特徴を自覚しておくことは、怒りの本質を理解する重要な基盤となります。

第二のポイントは、怒りがどのようにして発生してくるのか、そのプロセスを見つめることです。怒りというエネルギーは、何を見て、何を聞いて、何を思い出して生じてくるのでしょうか？　怒りという感情や思考の縁って立つ流れを見つめます。これが縁起の考察につながります。

第三のポイントは、その怒りをどのようにして捨て去ったときに再生してこなくなるかという観察です。怒りという感情は抑圧すれば一時的に沈静化しますが、抑圧するためには大きな力を必要とします。そして、後からまた機会を見つけては再生してきます。再生してこないように怒りから離れるにはどうしたらよいのか、仏教瞑想のひとつの山場です。

怒りが生じてくるプロセスを詳細に観察すると、怒りの背景には自分の期待や思惑がかなわなかったことへの不満や悔しさや悲しさがあることに気づきます。それは期待していたものが得られない、願いがかなわなかったという一種の喪失体験です。

たとえば、誰かの話し声が聞こえたとします。どうやら自分のことを話しているらしい様子です。私たちは誰もが自分のことを褒めてほしい、認めてほしいという願いをもっています。その話し声が自分に関する話かもしれないと思った瞬間、自分は褒められているのか、けなされているのか、どんな評価をされているのか気になり始めます。無意識的な願いが不安につながってゆくのです。そして、その話が自分に対する非難だと認識したとたんに怒りが湧き上がります。

こうした瞬間、私たちは習慣的に怒りに同一化して、何かを攻撃する物語を作り始めてしまいます。

しかし、繰り返し見つめていると、その怒りが発生する一瞬前に潜在している無意識的期待、不安、悲しみに気づいて観察することが可能になります。怒りの縁って立つところの無意識的な期待、評価への不安、願いがかなわなかった悲しみに焦点を当ててプロセスの流れを観察し、それらに付随する身体的感覚をも感じ取ることができるようになると、怒りへの同一化が緩められ、その感情エネルギーを別な方法で使いこなすことができるようになります。

2．カンファレンスの意味と重要性

カンファレンスは患者に関する情報を共有して看護チームとしてどのように関わってゆくかを検討するためのものです。仏教的視点からはとくにカンファレンスの進め方や雰囲気を大切にしたいと思います。そのためには、患者を大切にするのと同じようにスタッフの一人ひとりを大切にするカンファレンスを目指します。カンファレンスにおいてスタッフ同士が互いを大切にすることが患者を大切にすることにつながるからです。

たとえば、新しい緩和ケア病棟ではデスカンファレンスが恐くてできないという場合が少なくありません。なぜかというと、それまでのカンファレンスでは悪いところだけが指摘されることが基調になってしまっていたため、患者が死亡した後のデスカンファレンスでは自分の不十分だった点が指摘され吊るし上げられるのではないかという不安が先行してしまうからです。デスカンファレンスは、看護チーム全体の癒しにつながるようなものでありたいと思います。まず最初に、自分たちがその患者にうまく提供することができたもの、良かったことを振り返り確認するべきだと思います。それから、十分にしてあげることができなかったこと、気づけなかったこと、こうしてあげられたらよかったと思うことな

両親との関係の振りかえり

	母親に対して	父親に対して
好きな点		
嫌いな点		
言ってほしい言葉		
言われるのが嫌な言葉		
トラブルが起こりやすいパターン		

どを話し合うようにします。そして最後に、その患者さんから頂いたものを全員が言葉にしてみるとよいでしょう。

◇コンステレーションを読む

デスカンファレンスでも一般のカンファレンスでも、患者について話し合うときには、ホワイトボードの上にマグネットを並べて、看護スタッフが患者をどのように取り巻いているかを図式的に確認しながら行ってゆくとさまざまな隠れた情報が浮かび上がり、ジグソーパズルがはまっていくようにバラバラだった情報が符合してゆくことが少なくありません。

患者のコマと看護師のコマをボードの上に並べてみると、お互いが患者との距離をどのように感じているのかが一目瞭然になりますし、その距離感覚の異同も明確になります。できれば、院内における患者と看護スタッフの人間関係の図式（院内コンステレーション：院内布置）と患者の家族関係の図式（ファミリー・コンステレーション：家族布置）を次頁で示したように別々に並べてつくってみるとよいでしょう。家族布置が病院内の人間関係にどのように影響しているかが理解しやすくなることがあります。

家族布置とは、世代間を伝達されてゆく感じ方や考え方や行動のパターンで、ユングが自由連想の分析や臨床経験から見いだしたもので

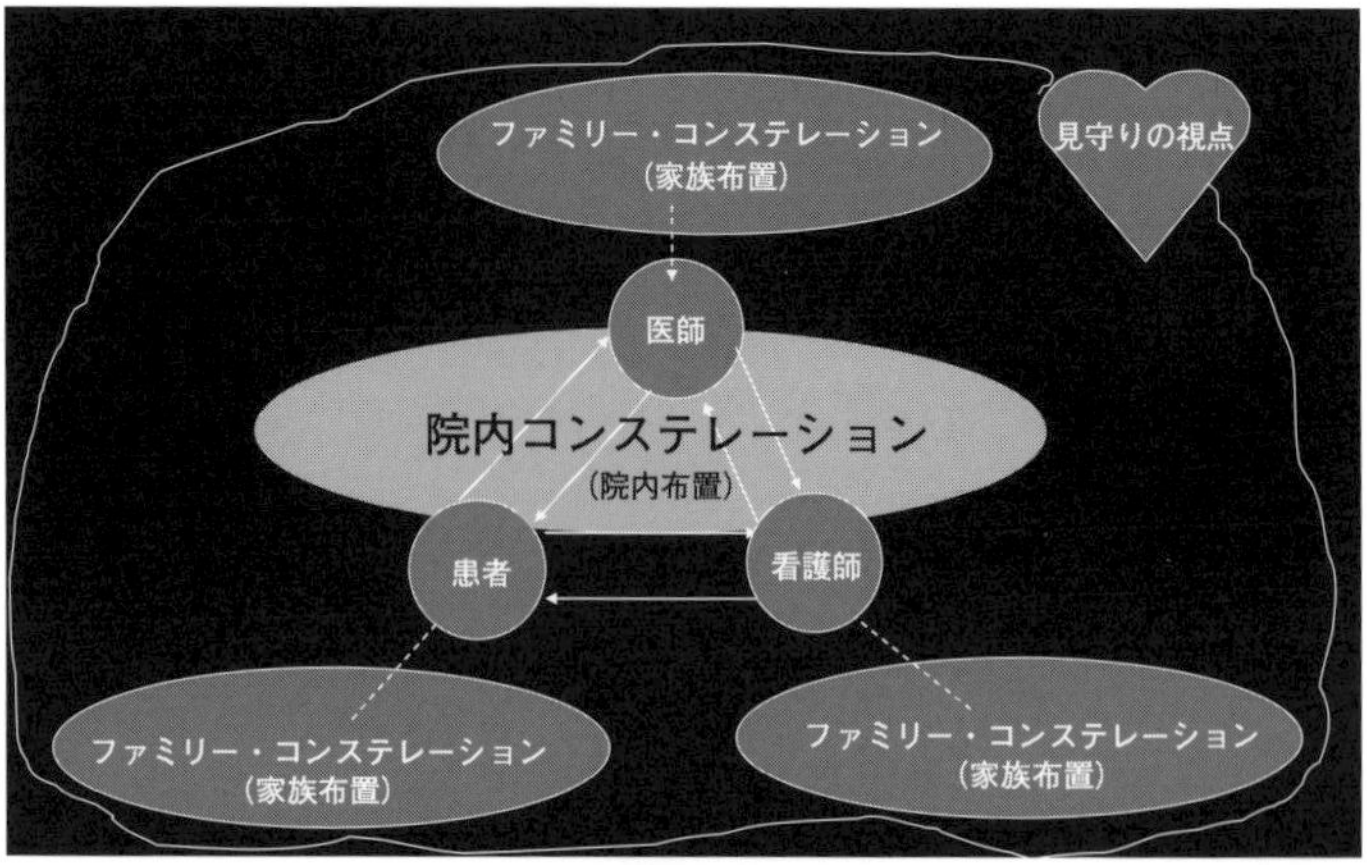

家族布置と院内布置

す。仏教では、「無明あるがゆえに行あり」という十二縁起の冒頭のリンクに相応するもので、因縁や業の思想を臨床現場に応用するために役に立つ考え方です。

それは、私たちが親や先生たちから受け継ぐのは口で言われたり教えられたことよりも、親や先生たちが無意識的に繰り返している感情や行動のパターンであるという観察です。私たちは成長や学びの過程で、親や先生たちが無意識的に繰り返していることを真似ます。真似るうちに、その仕草や息づかいに感情を込めるようになってゆきます。看護という人間関係の中で響き合うものは、実は私たちがこうして身につけてしまった癖やパターンであることが多いのです。相互観察は、そうした無意識的なパターンがどのように私たちを形作っているのかに気づき、お互いを鏡として学んでゆくものです。

カンファレンスの中で患者や自分自身のコンステレーションを読んでゆくことができるようになるために、89頁の両親との関係の振りかえりの表のことを思い出しながら無意識的なパターンについて考えてみてください。

患者と看護スタッフとの人間関係に何らかのトラブルが生じた場合、お互いの背後にある家族布置が病院という舞台で響き合っている可能性があります。苦手な患者と肌の合わない看護師という出会い方は、実はお互いの家族布置を映し出すための鏡となる役割なのかもしれないのです。患者が自分のいろいろな側面を映し出してみるための鏡として遠ざけられる役割もあれば、打ち明けごとを聞かせてもらう近い役割もあります。そのような視点から院内の患者とスタッフとの関係を見渡すことができると、チームの誰かをスケープゴートにすることなく、お互いの役割を尊重したチームワークが組めるようになるのではないかと思います。

3　相互観察のためのエクササイズ

ここでは85頁の表に基づいた相互観察実践のためのエクササイズを紹介します。

◇エクササイズ1：自分自身の怒りについての観察

あなた自身が怒っているとき、五蘊のそれぞれの視点から自分自身を観察してみましょう。①どのような姿勢や仕草や動作、あるいは顔の表情が出ているでしょうか？　②そのときの身体感覚、③心に浮かぶイメージ、④思考、内なる言葉など、⑤思い出しやすいことなどについてまとめてみます。

◇エクササイズ2：他者の怒りについての観察

誰か他人が怒っているとき、五蘊のそれぞれの視点から観察してみましょう。

◇エクササイズ3：自他の間や場にある怒りの観察

あなたと誰か特定の他者との間、あるいはあなたが属する家族、職場、グループなどの場に起こりや

五蘊の視点		自分自身の怒りについての観察
色	姿勢、仕草、動作、顔の表情など	
受	身体感覚や緊張感	
想	心に浮かびやすいイメージ	
行	思考、言葉、物語	
識	記憶、雰囲気	

五蘊の視点		他者の怒りについての観察
色	姿勢、仕草、動作、顔の表情など	
受	身体感覚や緊張感	
想	心に浮かびやすいイメージ	
行	思考、言葉、物語	
識	記憶、雰囲気	

五蘊の視点		間や場の怒りについての観察
色	よく似た姿勢、仕草、動作、顔の表情など	
受	身体感覚や緊張感	
想	共有されるイメージ	
行	よく似た思考、言葉、物語	
識	共有される記憶、雰囲気	

すい怒りを五蘊の視点から観察し分析してみましょう。

これら三つのエクササイズを通して、他者を観察することや、他者が自分をどのように観察したのかを知ることによって、自分自身をよりよく知ることができることが理解できたのではないかと思います。また、私たちの中には、人と人の間や場に埋め込まれたパターンのようなものが織り込まれていることにも気づいたのではないでしょうか。こうした多角的かつ多層的な相互観察が仏教的視点に基づいた看護における観察の基本となります。

●ロールプレイによる学び方

次に引用する文章は、武井麻子の『感情と看護』、第4章〝「共感」という神話〟の冒頭部分です。ここでは、この文章を参考資料としてロールプレイをしながら相互観察についてのアプローチを体験的に考察してみましょう。（ロールプレイに利用しやすくするために、会話部分を太字にして、（場面1）と（場面2）という注記が入れてあります）

> 看護にはいくつかの神話があります。「共感」という言葉はそのひとつでしょう。看護のなかで「共感」という言葉が語られるとき、それは看護師・患者関係を取り扱った文章には必ずといってよいほど登場するのですが、そこには何か特別な価値が込められているようです。
>
> 看護学生が初めて看護を体験する基礎実習に際しては、患者を共感的に理解することを目的として揚げている学校がほとんどではないでしょか。そのため、学生は患者の言うことを「共

感的に受け止めなくては」と躍起になっています。けれども、これほど頻繁に使われ、ほとんど看護のなかでは常套句と化しているにもかかわらず、その実体や意味するところは実にあいまいなのです。その結果でしょうか、たとえば、学生の記録には共感という言葉がこんなふうに登場することになります。

朝、挨拶にいくとAさんが機嫌よく「きのうお見舞いにきてくれた会社の同僚が『顔色がいい。ちっとも病気じゃないみたい』って言ってくれたのよ」とうれしそうに話してくださった。きのうの検査結果が前回より悪くなっていることに気が付いていないのかもしれない。心配だったが、Aさんが「このごろ気分もいいし、うれしいわ」と言うので、「そうですね」と共感しておいた。……（場面1）

実は、Aさんは末期がんに冒されていて、しかも告知されてはいなかったのです。学生は「共感」という言葉を、相手の言うことをそのまま肯定するという意味で使っています。その先を見てみましょう。

Aさんは今日も「いつになったら退院できるかしら」と私（学生）に聞いてきた。私は何と言ってよいかわからず、黙ってAさんの話を傾聴することにした。……（場面2）

ここでは「傾聴」という言葉が登場していますが、それは「言うべき言葉が見つからず、ただ黙って聞く」という意味で使われています。ほとんど前に出てきた「共感」と同じような意味あいです。

（武井麻子　『感情と看護』医学書院　二〇〇一年、八六、八七頁より）

さて、上記の引用文を熟読してから、ここに登場する末期がんに冒されて告知を受けていないAさん、基礎実習でAさんと接することになった看護学生の二人によるロールプレイを行います。まずは二人一組になります。それから、それらの二組が集まった四人グループをつくります。このグループによってロールプレイを進めてゆくことにします。それぞれのペアの中で、Aさん役になる人と、学生役になる人を決めます。できれば、Aさん役はベッドを想定して横になり、学生役はその横に坐る形がよいでしょう。一組がロールプレイをしているとき、もう一組は見守りながら観察します。

最初は、シナリオ通りにさきの場面1、場面2の二つの場面を再現してみて、それぞれが感じたこと気づいたことを次頁のシートにメモしておきます。役割を交代します。二組が再現し終えたところで、四人で自由に感想を話し合います。

この振りかえりで特に大切なポイントは、Aさん役になったとき、患者は看護師のどのようなところに注目して、そこから何を読み取っていたかを詳しく考察してみることです。そして、そうした微細なレベルでのコミュニケーションの中で、患者は何を求めているのかに気づいてゆくことが大切です。こうした患者が求めるものの本質について理解しておくことは、看護者としての自分の言動を振り返るための参考資料にもなります。なぜならば、私たちは看護者としての立場に立ったとき、患者が無意識的に求めてくるものに対して、無理して答えようとするか、あるいは無視しようとするかの間で揺れ動いて悩むことになりがちだからです。

さて、今度は場面1と2を通して、資料のシナリオに従いながらも自分のアドリブを入れて創作的に自由にロールプレイを進めてみます。ロールプレイの流れが一区切りついたところで、各自の感じたこ

場面１についての振りかえり

役割	感じたこと	気づいたこと
Ａさん		
看護学生		
観察者		

場面２についての振りかえり

役割	感じたこと	気づいたこと
Ａさん		
看護学生		
観察者		

創作的ロールプレイの振りかえり

役割	相手のどこから	何を読み取っていたか	何を求めていたか
Ａさん			
看護学生			
観察者			

と、気づいたことをシートにメモします。役割を交代してみましょう。二組とも終わったら、四人で自由に感じたこと気づいたことを話し合います。

創作的なロールプレイのなかでは、自分自身の生育歴にまつわる無意識的な部分が浮かび上がってきやすいものです。役割にはまり込んでしまうということです。そうしたときには、ロールプレイを終えた後で、その役割から出るために軽く運動したり、深呼吸したりして、役割からしっかり出ておくことが大切です。それから振りかえりをします。

この創作的ロールプレイの振りかえりでは、それぞれの役を演じることによって、相手の立場を理解するだけではなく、自分自身の無意識的だった大切な部分に気づくことも重要な目的になってきます。それぞれの役を演じていたとき、あなたは相手のどんな仕草や言動に注目して、そこから何を読み取っていたでしょうか？　あなたが相手から求めていたものの本質は何だったでしょうか？　こうしたポイントが今回の振りかえりの重点となります。

このロールプレイによる学びのまとめとして、「共感とは何か？」、「傾聴とは何か？」について考えて見ましょう。次頁の**図**に、キーワードを書き込みながら、ロールプレイから学んだことを整理して、あなたの考えをまとめてみましょう。

それぞれの体験を整理して考えをまとめることができたら、八人のグループをつくって、共感とは何か、傾聴と何かについて発表し合い、自由に話し合いをしてみましょう。

引用文献

1) Majjhima Nikāya I. (Pāli Text Society. 一八八八年、六十頁、十八行から二十二行) 本文は筆者による訳文。

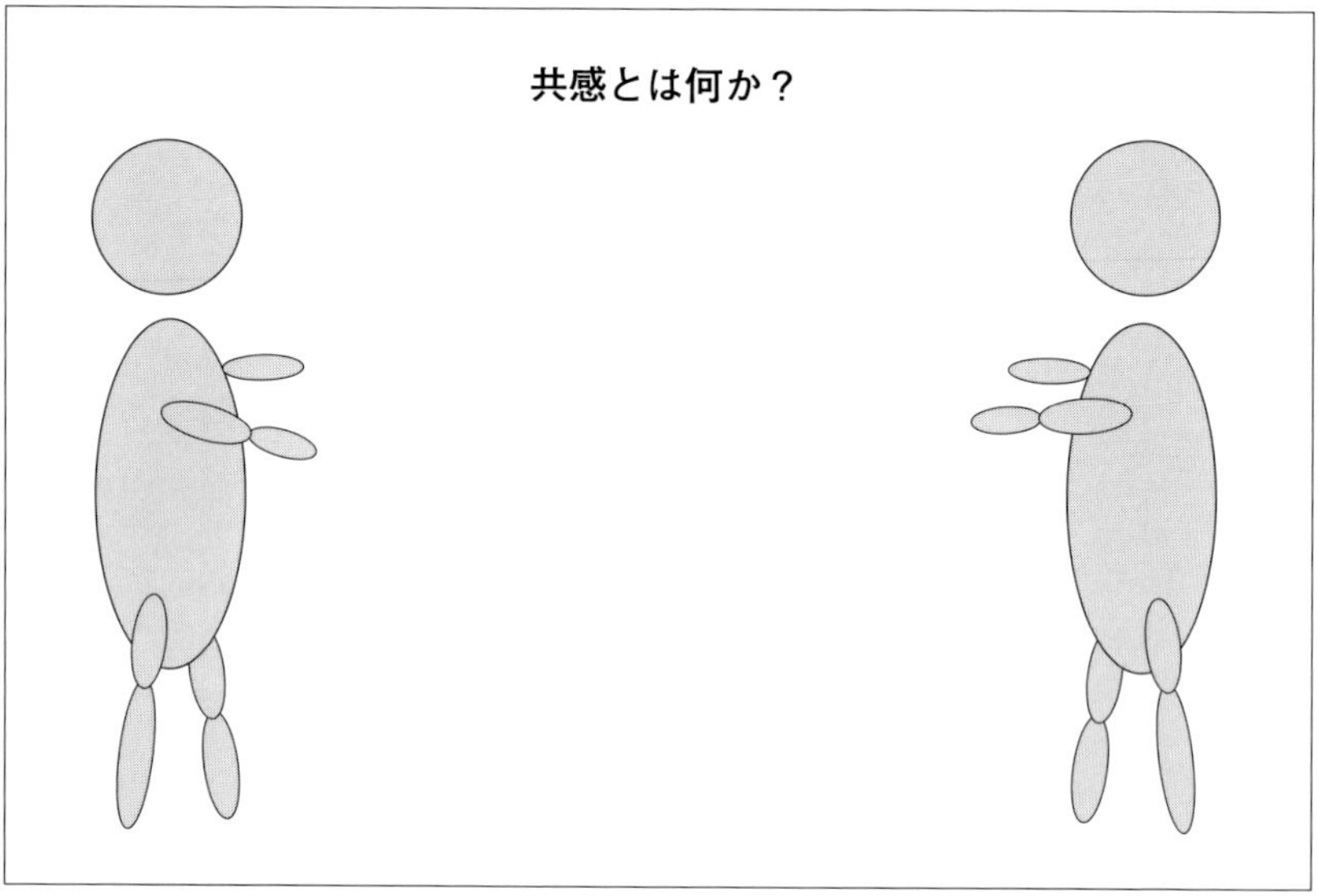
共感とは何か？

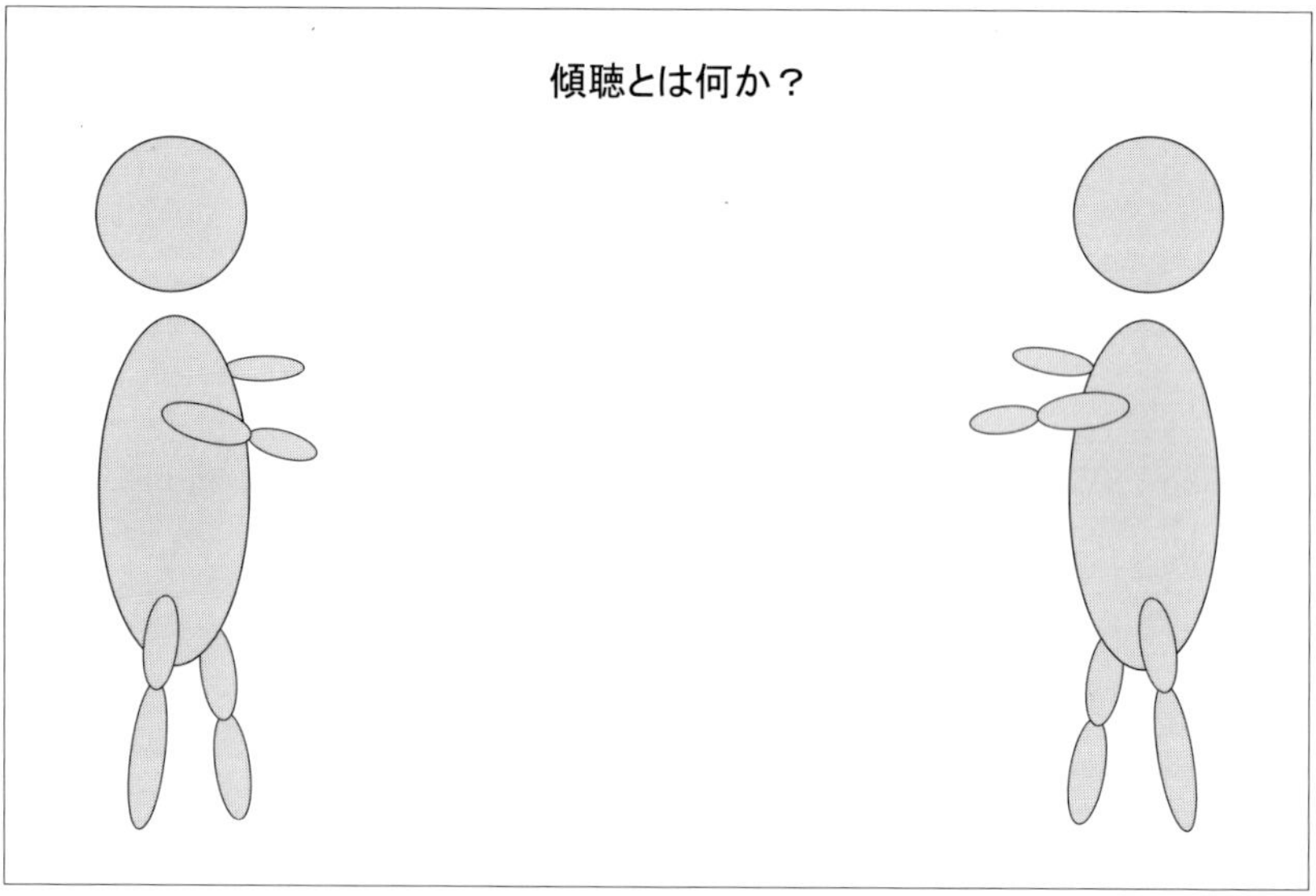
傾聴とは何か？

第3章　看護に活かす仏教の教え

1 「中道《ちゅうどう》」の教え

ブッダは、悟りを開いた後、最初の説法を中道から説き始めました。悟りを開く前に断食等の辛く苦しい修行を共にしてくれていた五人の修行者たちに、なぜ苦行を放棄したのかの理由を説明する必要があったからです。中道とは、欲望に耽溺することと自らを追い詰める苦行に励むことなどの両極端を離れることです。欲望への耽溺はブッダが出家以前の王宮生活で体験した人生の極端であり、苦行は出家後に体験した極端でした。このいずれの極端にも囚われない中道によって解脱の智慧が得られたのです。中道は具体的には、八正道（後出）として説明される実践の道です。

◘看護における中道の活かし方

中道が取り組む両極端には快楽と苦痛、好き嫌い、善悪、上下、白黒などさまざまなものがあります。現代社会の臨床現場でよく出会うものとして、理想化と拒絶があります。理想化によって自我肥大を引き起こし、拒絶によってつながりが断ち切られます。どちらの極端に偏っても、現実から遊離して孤立してしまいます。見方を変えると、両極端にこだわることで、現実と向かい合うことを避けている場合が少なくありません。

患者を理解しようとするとき、その患者が陥りやすい両極端を把握したうえで、それぞれの極端にいる状態で患者はどんな現実から護られよう（逃避しよう）としているのかという視点を持って見守ることが有効です。その現実に直面せずにすむように、患者はその極端においてどんなファンタジーを抱き、何を感じようとしているのでしょうか？　そのファンタジーの中で得ようとしている感覚を満たすためには、現実的にどのような働きかけが可能でしょうか？
こうした視点で見守られながら、両極端で揺れ動く自分の心に気づき、両極端の間での波乗りを十分意識的に体験しきってゆくうちに、ゆっくりと中道の智慧が養われてゆきます。これはホメオスタシスに基づくいのちの智慧なのかもしれません。

2 「四聖諦《ししょうたい》」の教え

四聖諦はブッダが最初の説法で用いた仏教の最も基本的かつ普遍的な教えの形式です。縁起（後出、④縁起の教え）が苦しみの発生と消滅のプロセスに関する微細な考察と説明体系であるのに対して、四聖諦は人間の感情的レベルにおける苦の発生と消滅の説明体系になっています。「諦」とは真理という意味で四つの聖なる真理とは次のとおりです。

苦諦（苦に関する聖なる真理）： 苦とは一般的に痛みや苦しみを伴う体験ですが、さらに深い意味においては完璧な満足や安心が得られない不完全性や不確実性というニュアンスを含みます。具体的には人生における生老病死、愛するものと別れること、嫌なものと出会うこと、求めるものが得られないこと、心と身体を持った存在として生きることが苦であると説かれ、これらは四苦八苦と呼ばれています。

苦を理解するもうひとつの視点として、①苦苦：痛みを伴うために明らかに苦であると認識しやすい苦。②変壊苦：快楽や喜びを伴うために一般的には苦としての認識が得にくいが、快楽や喜びが消え去ったときに苦をもたらす苦。③作業苦：自分では善いことをしているつもりでも無意識的な思い込みや人間関係の複雑さによって苦しみがもたらされる苦の三種類があります。

苦諦においては、それが苦であることをありのままに知り尽くすことが求められます。苦は、取り除いたり戦ったりする対象としては説かれていません。苦を苦として知り尽くすこと、そして受容することが苦諦の本質です。

苦を理解し受容することは人生の意味を見いだすことにつながります。苦を苦として知り尽くしたとき、苦を苦としてありのままに受容できたとき、苦は認識論的にその姿を変えて自然に消滅するからです。

集諦（苦しみの起因に関する真理）：　苦しみが発生する原因を3種類の衝動に分類して洞察し、それらを手放す必要性とその実践を説く真理です。三種類の衝動とは、①感覚的体験（快楽）を欲する渇愛（欲愛《よくあい》）、②私としての存在様式や自我理想を欲する渇愛（有愛《うあい》）、③自分の気に入らないものを排除し破壊しようとする渇愛（非有愛《ひうあい》）です。

欲愛はリビドーに、有愛はエロスに、非有愛はタナトスに相当すると思われます。これらが苦の原因であるという洞察によって、苦しみから脱するためにそれらを手放そうと思う気持ちが生まれます。そして、その生起と消滅を繰り返しありのままに見守ることによって渇愛は自然に手放なされてゆきます。

滅諦（苦しみの消滅に関する真理）：　苦の原因となる渇愛を手放して解放され無執着でいられれば、自然に苦が消滅することを自分自身で実体験して悟ることができるという真理です。このようにして苦が消滅した状態を涅槃と呼びます。涅槃（ニッバーナ・ニルヴァーナ）とは苦しみの炎が消えた状態という意味です。

たとえば歯痛が癒えたときに、その痛みが消えた安らかさや静かさをしみじみと味わい確認するようなものです。苦痛の消滅した安らかさと幸福感を実際に確認することによって、苦しみを生みだす悪循環に再び陥らないようにする流れが開かれます。

道諦（苦しみの消滅に至る実践の真理）：　苦しみの消滅に導く八つの正しい実践の道（八正道）で

す。それらは①正しい見解、②正しい心の向け方、③正しい言葉、④正しい行為、⑤正しい生業、⑥正しい努力、⑦正しい気づき、⑧正しい精神集中です（後出、③八正道の教え）。道諦は実際に実践されるべきものであり、涅槃を実体験することによって実践されたことが確認される真理です。

四聖諦のそれぞれにおいて1)それが真実であることを知ること、2)何をなすべきかを知ること、3)それが完了したことを知ること、という三つの視点からみた合計十二の位相があり、それらを三転十二行相といいます。

因果関係から見ると、集諦は苦諦の原因であり、道諦は滅諦の原因となっています。こうして四聖諦の三転十二行相はそれぞれが密接不可分につながったものになっています。

◆看護への活かし方

四聖諦を看護に活かすためには、まず苦諦の理解を患者理解に応用することが大切です。身体的にはどこにどのような痛みがあるのか、それに関連してどのような心理的な苦痛や苦悩が展開しているのかを把握します。その心理的な苦が前述の苦苦、変壊苦、作業苦のいずれのタイプの苦しみであるかを理解することによって対応の仕方が見えてきます。

苦苦に関しては身体的な苦痛を緩和する必要があります。変壊苦に関しては、消えてしまった喜びや喪失したよい体験がどのように患者を支えていたのかについて傾聴しながらそれらを失った悲しみについて小さな悲嘆の仕事をしてもらうのがよいでしょう。隠れた悲しみを発見する作業です。作業苦に関しては、善意でもって努力していることが報われないことの不条理感に傾聴しながら運命に対する無力感に向かい合ってゆく支援が必要かもしれません。こうした支援は、病棟におけるさりげない会話の中でも十分に可能なものなのではないかと思います。看護チーム全体にこうした苦の認識が共有されていればさらに効果的でしょう。

集諦を理解することによって、患者の抱いている欲望が同時に生きる希望にも苦しみの原因にもなっているという複雑な状況が理解されてくると思います。また、患者には病状利得があるものです。その病気になっていることで、直面せずにすんでいるより深い苦しみが患者にあるのかもしれない、という視点も、患者の集諦の理解に必要なことでしょう。

希望を失わずに欲望を手放すためには、何かが満たされた実感を持つことが必要です。どうしたら患者のその欲求を満たしたり昇華したりできるように支援できるか、チームで智慧を寄せ集めてみましょう。患者の希望について傾聴することで、その背景にある欲望が同時に苦悩の原因にもなっているということが自ずと理解されるようなスペースが与えられるとよいでしょう。聴いてもらえた、理解してもらえた、受けとめてもらえたという実感が患者の自然治癒力を増し自然な変容を促します。これは病気だけを見るのではなく、患者の健康な部分に光を当て、そこを橋頭堡として患者自身の生命力やスピリチュアリティを最大限に発揮できるような環境づくりともいえます。

滅諦を理解することによって、たとえどんなに小さな苦であっても、その苦から解放された喜びや得られた安らぎや静けさの価値を患者自身が確認できるように「～がよくなって（治って）よかったですね」と一緒に喜んであげることができるようになります。小さな喜びに気づき、それを生きる力につなげていけるようにする支援です。

3　八正道の教え

八正道は、四聖諦の道諦にあたります。すなわち、苦しみの消滅に至る実践です。この八正道における「正（サンマー）」という言葉には、正しいという意味だけではなくバランスが取れたというニュアンスが含まれます。八正道は中道とも呼ばれます。次の八つをいいます。

正しい見解：正見《しょうけん》とも訳されます。人生を四聖諦の視点から見つめることを意味します。そうすることで自分の身体が自分のものであると同時に多くの他者や自然によって生かされているものであり、究極的には自分の思い通りに支配できるものではないことが理解されます。出産や病気や死に直面したときにこの事実がよくわかります。

正しい見解を持つことによって、責任を持って自分の心身を管理する一方で、思い通りにならない修羅場においても自暴自棄に陥ることなく、試行錯誤しながら創造的に生き抜いてゆくことが可能になります。こうしたものの見方は中道や無我や空の教え（後出）の理解に通じます。

正しい心の向け方：正思惟《しょうしゆい》とも訳されます。欲望の心を分かち合う心に、怒りの心を慈しみの心に、無知の心を自覚的な心に転換してゆくことです。これは、欲望や怒りの感情を悪いものだと決めつけて抑圧してしまうことではありません。そうした決めつけや抑圧は無意識的な反復行動の一種だからです。

正思惟の基盤として、無意識で自動的に繰り返している行動パターンを意識化する作業が求められます。たとえば欲望や怒りの感情が湧き上がってきたとき、それらを「悪いものだ」と決め付けてしまわずに自覚的に観察します。いったんは善悪の判断を横において、欲望や怒りをいのちのプロセスとしてありのままに見つめます。

ありのままに見つめるということは、自分の身体でそれらを感じ取るということです。自分の中で湧き上がってきた欲望や怒りの感情を感じながら身体のどの部分がどのようになっているのかを確認します。たとえば、胸が温かくなったとか、顎が緊張して歯を食いしばっている等です。そのためには身体感覚を研ぎ澄ます必要があります。それから、その感情がどのようなイメージや思考につながってゆくかを見つめます。欲望や怒りがイメージや思考による物語を展開するとき、そこには必ず何かの魅力があります。満たされる不満や正義感があります。しかし、時間をかけて丁寧に見つめ続けていると、そこには魅力だけではなく何がしかの欠点や不安が残ってくることもわかります。

　感情的な物語パターンがもたらすこのような利害（欠点や不安）のすべてをありのままに見つめます。こうした観察力によって、本当は自分が何を欲しているのかがわかり、意識的な選択ができるようになります。すなわち、無知の心を自覚的な心へと転換してゆくこととなります。そのようにしてはじめて自然な心の転換が可能になるのです。

正しい言葉：正語《しょうご》とも訳されます。偽りのない言葉、傷つけない言葉、仲たがいさせない言葉、無益に飾り立てない実のある言葉です。真実に向かい合い、安心をもたらし、和合をもたらし、利益をもたらすような言葉を語るように努めます。そのためには、嘘をついてしまったとき、他人を傷つける粗悪な言葉を吐いてしまったとき、仲良くしている人たちを引き裂くようなことを言ってしまったとき、無益な話をしてしまったときの心の痛みをじっと受けとめることが必要です。そして、そうした言葉を発するように突き動かす衝動を見守って、それらが消えるまでじっと待ち、手放せるように努力します。

　正しい言葉の背景として沈黙も重要な要素です。言葉の背景にある自分の心や相手の心を感じ取るための沈黙が怖くて言葉を発してしまうことが少なくないからです。

正しい行動：正業《しょうごう》とも訳されます。具体的には①生き物を殺すことから離れる、②与えられていないものを取ることから離れる、③淫らな性的関係から離れる、ことです。それは①いのちを大切にし、②他者の存在と所有物を尊重し、③性的な関係を結ぶときには責任感と敬愛の念を持って行動する、ことです。そのためには、怒り、貪り、独善的な心を離れて人間を含むすべての生き物たちに対する敬意に基づいた行動を心がけることが必要です。

正しい生業：正命《しょうみょう》とも訳されます。武器や麻薬の売買、人身売買など人の人生を傷つけることにつながるような職業を捨て、社会に平和や幸福をもたらすような職業やライフスタイルを心がけることです。

正しい努力：正精進《しょうしょうじん》とも訳されます。未だ生じていない不善を防ぎ、すでに生じた不善を遮断し、未だ生じていない善を生じさせ、すでに生じた善を完成させるべく決意して努力精進することです。その際、努力の背景に、自分を責める気持ちがないか確かめてみることが大切です。自責の念に駆られた努力は、間接的な他者への批判を含むことが少なくないからです。本当の自分の願いに基づいた努力が自他を共に幸福に導きます。

正しい気づき：正念《しょうねん》とも訳されます。身体、身体感覚、心の在りよう、心身現象のプロセスを繰り返し見つめながら、貪りや憂いを乗り越えてゆくことです。今ここの自分の身体と心に注意深く意識を向けることです。この気づきを他者に向けると共感が生まれます。

正しい集中力：正定《しょうじょう》とも訳されます。心が欲望や穢れを離れて、ひとつの対象に安定して落ちついた状態です。集中の初期には対象に心を向けて観察する思考が働きますが、集中力の深まりとともに思考は消えて喜びやリラックスがもたらされます。最も集中した状態では、集中していることさえも忘れて深い一体感がもたらされます。こうした集中力は三昧《さんまい》とか禅定《ぜんじょう》とも呼ばれます。

◆看護への活かし方

八正道は①生活習慣に関するもの（正しい言葉、正しい行動、正しい生業）、②心の安定に関するもの（正しい気づき、正しい集中力）、③智慧に関するもの（正しい見解、正しい心の向け方）の3つの領域に分かれます。これらは戒・定・慧の三学と呼ばれます。

まずは、看護者としての自らの行動を八正道に鑑みて振り返ってみて下さい。そのうえで患者理解や患者とのコミュニケーションの中に活かすことができるようになるとよいと思います。

患者の言葉づかいや息づかい身ぶりなどを詳細に観察することは、その日その日で微妙に変化してゆく患者の心理を読み取ってゆく助けになります。そうした積み重ねから患者の人生が垣間見えてきます。（正しい言葉、正しい行動、正しい生業）

リハビリテーションや作業療法などの場面では、今ここを味わう気づきや集中力を養うことを心がけながら楽しい時間・空間づくりを心がけるとよいでしょう。何かに熱中して楽しむ体験は生きる喜びを与えてくれるからです。（正しい気づき、正しい集中力）

患者が陥っている悪循環から抜け出すためには他者からの支援が必要です。患者が陥っている行き詰まりを打開するための指針として、その人の考え方や心の動き方のパターンについての洞察を行いつつ、傍らで受容的に見守りながら、ありのままを映し出す鏡となったり、時を見てモデルを示したり、一緒に方向を模索したりしながら共に歩んでくれる支援者の存在となれればいいと思います。（正しい見解、正しい心の向け方）

4　縁起の教え

縁起は人生の苦の発生と消滅の過程をさまざまな原因や条件の複合的な連鎖として説明する実践的な考察の枠組みです。

縁起の最も簡略な形式は「これあれば彼あり、これ生じるがゆえに彼生ず。これなければ彼なし。これ滅するがゆえに彼滅す」という二項目（二支）によるものです。智慧第一の仏弟子サーリプッタは、ブッダの最初の説法によって悟りを開いたアッサジから「すべての現象は原因から生じる。ブッダはその原因を説き、またその消滅をも説く」という略説を聞いて悟りが開けたと伝えられています。

縁起の最も整った形式は無明から苦に至る十二支によるもので十二縁起と呼ばれます。十二項目は次のとおりです。

①**無明《むみょう》**：自分が思い込みによって行動していることに気づかない自動操縦状態。自分が感じていることをありのままに受容できず、行動の動機を自覚できないために、現象の無常・苦・無我をありのままに洞察する智慧のないことです。

②**業作《ごうさ》**：意識的な意思あるいは無意識的な思い込みによって善悪の業を作ることです。

③**識《しき》**：業を作った結果として生じる意識作用です。精子と卵子が受精した瞬間に生じる結生心、人生最後の死ぬ瞬間に生じる死心、最も深い無意識状態において生命を支える生命維持心、感覚器官における外界との接触による最初の感覚意識など、一般的には無意識に分類される深層意識として生じるものが多いです。

④**名色《みょうしき》**：心と身体、精神性と身体性、心身現象。

⑤**六処《ろくしょ》**：眼、耳、鼻、舌、身、意という六つの感覚器官。意は心臓にあると考えられています。

⑥**接触**：感覚器官と外界の対象との接触。

⑦**感受**：感覚器官と対象との接触によって生じる身体的な第一次的感覚印象。快・不快・中性のいずれかに分類されます。快の感受に対しては貪欲が、不快の感受に対しては瞋恚が、中性の感受に対しては無明が煩悩として発生します（後出、⑬「貪瞋痴（三毒・根本煩悩）」の教え、参照）。

⑧**渇愛**：感受によって触発される衝動。感覚体験を欲する渇愛（欲愛）、好ましい存在を求める渇愛（有愛）、好ましくない存在を破壊しようとする渇愛（非有愛）に分類されます。それぞれリピ

ドー、エロス、タナトスに相当すると考えられるものです。

⑨**執着**：渇愛が習慣化して傾向性となったものです。

⑩**生存**：執着パターンの集合が概念化されて個的存在として認識されたものです。③の識と合わせて、魂と呼ばれる現象に近いものです。

⑪**誕生**：個体としての生命の発生。受精、出産、自我の発生という観点から多層的にとらえることができます。

⑫**老死憂い悲嘆苦悩絶望**：自己存在を自我の視点からとらえるがゆえに出会わなければならない苦の集積。

「無明によって業が作られる。業作によって識がある。識によって…誕生によって老死憂い悲嘆苦悩絶望がある。このようにして苦しみの集合体が発生する」と観察することを縁起の順観、「無明が残りなく滅することによって業作が滅する。業作が滅することによって…老死憂い悲嘆苦悩絶望が滅する。このようにして苦の集合体が滅する」と観察するのを逆観と呼びます。

十二項目を原因と結果に分類すると次のようになります。

過去の原因：無明　業作
現在の結果：識　名色　六処　接触　感受
現在の原因：渇愛　執着
未来の結果：生存　誕生　老死憂い悲嘆苦悩絶望

◇看護への活かし方

縁起を理解することによって、人生には変えられる部分と変えられない部分があることがわかります。言い換えれば、生かされている現実として受けとめなければならない生存と意識的な働きかけが可能な生存です。病気を患っているこの私の心身はこれまで自分が行ってきたことの結果です。この事実は受容しなくてはなりません。しかし、その事実を受容したうえで、どのような心持ちで病気に向かい合ってゆくかに関しては自分なりの働きかけができます。そのためには、病気に至った過去の生き方を反省する必要があります。

自分にどのような無意識的なパターンがあるのかを理解するためには、無明によって業（カルマ）を作ってしまった過去に学ぶ必要があります。その過去のパターンは、今ここでの生活体験の中で何をどのように渇愛し執着しているかのパターンの中に繰り返されています。このようにして縁起の教えは、現在の行動パターンを詳しく観察することによって過去のそれにアクセスすることが可能であることを教えてくれます。

私たちが人間として生きていくかぎり、外界との接触による感受（身体感覚による感覚印象）を避けることはできません。しかし、感じたことにどのように対応してゆくかについては意識的に工夫することができます。看護の現場では、目で触れる、声で触れる、手で触れるなど多様な接触が起こっています。その接触に注意を向けて、患者と自分の中で何が繰り返されているのかに気づいてゆく実践へと活かしていくことができます。

さらにこうした縁起の応用実践は、私たちが決して一人で生きているのではないということ、すなわち自然や他者とのつながりの中で生かされているのだということを思い出させてくれますが、そのつながりの実感が、患者の自然治癒力を高めることもよくあります。

5 「無我《むが》」の教え

無我とは、自我のないことではありません。人生は自我の思い通りにはならないという現実を受け容れて、試練に直面しても絶望して行き詰ってしまうことなく、試行錯誤しながら生き抜いてゆくしなやかな自我の強さを養うことです。こうして成熟した自我のあり方を心理学では自己実現とか個性化、あるいは超個（トランスパーソナル）と表現します。それらは仏教でいう無我を体現した生き方と非常に近いものです。

無我理解の本質は、人生や現実のコントロール不可能性についての洞察と受容です。「私」という習慣的な思いである自我は、認識される現象をすべて自分の思い通りに管理し支配しようとします。その支配幻想の背景には幼いころのナルシシズム（自己愛）の残響があります。自分の思い通りにならないものは受け容れられないという衝動です。

しかし、自我がすべて悪いわけではありません。社会や自然の中で他者と交流しながら生きてゆくためには必要な機能です。無我は、その自我を全面否定してしまうのではありません。永遠不変で人生は自分の思い通りになるべきであると思い込んでいる自我の頑固さを緩めて、思い通りに支配できない人生の現実を創造的に試行錯誤して生き抜いてゆけるしなやかな強さを養成することで自我を成熟させてゆくことなのです。

◆看護への活かし方

看護現場で出会う生老病死の現実は、患者の自我に人生の不確実性や思い通りに支配できないことをいやおうなく突きつけてきます。病気を受容し、これまでの自分の在りようを振り返り、今自分にできることを選択して、希望と勇気を持って生き抜いてゆくためにはそれまでの自我のあり方を手放す必要があります。それはある意味で無我への実践です。しかし、そこには必ず何らかの抵抗と困難が伴います。

誰もが無我を悟らねばならないわけではありませんが、無我を理解すればするほど、病気との付き合いはスムースになります。病気になったことの意味を見いだして、新しい人生が開け、心の深い成長が始まります。こうした視点から患者を見守ることができれば、患者の抵抗は患者の自我の特徴を理解するための手がかりとして読み取れるようになるでしょう。

6 「空《くう》」の教え

空の教えの根本には、心の集中力や洞察力が高まるにつれて苦しみをもたらす要素が意識の中からひとつずつ消えてゆくことを確認する意識的実践があります。しかし、すべてがなくなって虚無になるのではありません。心を統一して真理を洞察した後には、純粋に体験される身体と精神の現象が残ります。悟りや解脱を得れば身体も精神もなくなるというわけではないのです。それを確認することが空の極意になります。

悟りや解脱を体験すると「私・私のもの」という自我のこだわりが空になりますので、純粋に体験される心身現象はそれまでの苦悩から解放されてゆきます。身体と精神の活動がそこにあるという実感があるだけです。それは地球上に存在するがゆえの重力のような感覚です。空を体験して「ただそこにあるだけ」という実感は、それまでの苦悩の感覚と比較すると、生かされている感謝や喜びのような感覚となって現れてくることもあります。

空の教えは無我の教え（前項）と深く結びついています。自我による「私・私のもの」という思いが空になることで、あるがままを受けとめる生き方が無我として体験されます。空を体験的に理解できると、概念の作り出すさまざまな束縛から自由になります。言葉や論理に支配されず、それらを創造的に使いこなし、自他共に幸せになってゆけるような道が見いだせるようになります。

◇看護への活かし方

心の状態やものの見方によって患者の言動がどのように変化してゆくのかを見守ることが第一です。まずは病気であることに意識がとらわれているときと、健康な部分に心が向けられているときの患者の言動の違いに注意しながら見守りましょう。

他者を観察する自分自身の状態に対する気づきも必要です。何にとらわれているとき、どんな思い込みを犯しやすいか。そのとらわれが空になったとき、どのように患者のありのままの姿が浮かび上がってくるか。善いや悪いなどの判断を脇において、状況によって変化する自身の認識のあり方を見守ります。

7 「無常《むじょう》」の教え

すべてのものごとは変化し続けて一定の状態を保ち続けることはありません。痛みでさえも一瞬ごとに変化し続けています。喜びもいつかは消えてゆきます。いのちを支えてくれている呼吸も、次の一息が生じてくるかどうかについての百パーセントの保証はありません。生きるということは、この無常の上に成り立っているのです。

しかし、私たちの日常的な安心は、この無常の事実を忘れていられることをよりどころとしています。ある意味で、それは「自分は死なない、いつまでも生きていられる」という自我の錯覚であり幻想です。病気という現実は、その錯覚から目覚めるためのよい機会を提供してくれます。この呼吸がいつ止まるかわからない、でも今この一息に生かされている。この真実に目覚めたうえで生かされている今この一瞬への感謝が得られると、それは逆境を生き抜く力となります。私たちをその一部として生かしている大自然や大宇宙のダイナミズムへの畏敬の念が、無常を絶えざる成長と学びへの機会として受けとめるスペースを開いてくれるのです。

◆看護への活かし方

患者との毎回の出会いを一期一会の大切な機会として新鮮な心で向かえることができるように無常を思い出すとよいでしょう。

8 「四無量心《しむりょうしん》」の教え

慈悲喜捨という四つの心の持ち方を四無量心と呼びます。誰彼や好き嫌いを分かたず、あらゆる生き物たちに向けて祈る心なので無量の心といわれます。すべての生き物たちの幸福と健康を祈るのが慈《じ》、苦痛が和らぐことを祈るのが悲《ひ》、喜びや幸福を共にするのが喜《き》、浮き沈みを避けられない人生の現実を適切な距離から見守るのが捨《しゃ》です。

こうした心の保ち方はこの世における清らかな生き方であるために梵住《ぼんじゅう》（清らかな過ごし方）とも

呼ばれます。日本語の慈悲は、四無量心の最初の二つを取ったものです。現代の心理学的にいうならば、感情的に成熟した思いやりです。

慈悲喜捨には、それぞれ近い敵（似て非なるもの）・遠い敵（正反対のもの）という障害物があります。慈しみの近い敵は愛欲、遠い敵は憎しみや敵意です。慈しみは、愛憎という両極端の間で揺れ動く感情生活における中道的関わり方の指針となります。四無量心と近い敵・遠い敵の関係は、感情的な統合に向けた成長のロード・マップとして利用することができます。

感傷やセンチメンタリズムの中では、悲劇の主人公を仕立て上げた大げさな物語を展開することによって、本当の痛みを感じることから逃避してしまいます。自分自身の痛みに心を開けなければ、他人の痛みには寄り添えません。痛みから目をそらすために攻撃性に転じることも少なくありません。

配偶者や子どもなど身近な人の成功を自分に取り込んで比較の物語の中で有頂天になってしまうときには、本当の意味で相手の喜びを共にすることができていません。所有や比較の物語に持ち込まず、生きる力が身体の隅々にいきわたるようにその人の喜びを共にすることが大切です。相手の幸せや成功に嫉妬せず、共に喜べる心は社会の潤滑油となります。

苦楽、得失、成功・失敗、有名・無名、毀誉褒貶など人生の浮き沈みや世間の風は避けて通ることができません。来るものは拒まず、去るものは追わず、あらゆるものごとの自業自得である風景を適切な距離で見守る心が捨の本質です。捨は、無常・苦・無我を洞察した智慧の心が育む高度な見守りの器です。

近い敵	四無量心	遠い敵
愛欲	慈	憎悪、敵意
感傷　センチメンタリズム	悲	非難、中傷
有頂天　過剰な同一化	喜	嫉妬
執着	捨	無視　拒絶

◇看護への活かし方

まずは自分自身に思いやりを育むように心がけます。いろいろな感情体験の中で自分を大切にすること、自分を好きでいられることを学ぶことです。こうして培われた自尊感情が、看護という厳しい現場におけるセルフ・エフィカシーを高めます。

それから、患者の心の動揺を温かく見守るための指針として折に触れて四無量心という心の構えを思い出すとよいでしょう。四無量心で見守られた患者は、限りなく広い牧場を与えられた牛馬のように必要な運動と良質の草を得て、それぞれの道のりを経て癒しへのプロセスを模索できるのではないかと思います。

9 「四摂法《ししょうぼう》」の教え

布施《ふせ》・愛語《あいご》・利行《りぎょう》・同事《どうじ》の四摂法は、家族や地域や学校や会社など私たちの生きるコミュニティーにおける人間関係を潤滑に豊かに育ててゆくための四つの実践法です。

布施には、金品や食物などを与えること、安心や安全を与えること、情報や智慧を与えることなどがあります。布施は貪りの解毒剤となります。何かを獲得することによる幸福から、手放したり分かち合ったりすることによる幸福があることに気づくためのきっかけとなります。

愛語は、優しい言葉、思いやりのある言葉をかけることです。笑顔も大切な言葉になります。不和のある所に調和がもたらされるように心を配ることも必要でしょう。言葉を発する息づかいのレベルから相手に対する思いやりを込めることができるとよいでしょう。

利行は、相手の利益となることを実践することです。人は誰も自分の求めていることが満たされたときに次に進むことができるようになります。相手の利益になることは、その人が成長するための大切な条件を満たすことにつながります。ですから、相手の利益になると自分には思えたとしても、相手がそれを喜んで受けとれる状況にあるかについても慎重に吟味することが必要になります。

同事（自）とは、相手の喜びや悲しみ、苦楽などを自分のことのように共感することです。そのためには、まず自分自身の喜怒哀楽すべての感情体験に心を開けるように心がける必要があります。自分の感情を素直に理解し受容することができてはじめて、他者に対しても共感や寄り添いを提供することができるようになります。

◆看護への活かし方

患者によい看護を提供するためには、看護チームの人間関係が健全であることが必要です。まずは明るく開かれたチームづくりをするために四摂法の実践を心がけてみましょう。そうして培われたチームの雰囲気が、自然に患者への看護に反映されてゆくのがよいと思います。

10　「縁」の教え

私たちは実にさまざまなご縁によって支えられ生かされています。アビダンマ仏教心理学では、これらを二十四のタイプに分類します。①原因となる縁、②感覚体験の対象として出会う縁、③リーダーシップの働きを果たす縁、④連続して起こる縁、⑤間髪をいれずに起こる縁、⑥同時に生起する縁、⑦相互に支えあう縁、⑧頼りとする縁、⑨親しく依ることによる縁、⑩直前に生起する縁、⑪直後に生起する縁、⑫習慣化する縁、⑬業を作る縁、⑭結果を受け取る縁、⑮摂取する縁、⑯受容器となる縁、⑰

集中する縁　⑱悟る縁、⑲相応する縁、⑳不相応な縁、㉑存在する縁、㉒不在となる縁、㉓去り行く縁、㉔去らない縁。

◆看護への活かし方

生命現象はさまざまな支えあいによって成り立っています。何かを失うことでさえも、喪失体験を受容して成長するための機会を提供するという意味で支えと見ることができます。偶然と思われる出来事の中に人生の鍵となる意味が見いだされることもあります。シンクロニシティと呼ばれる現象も、こうした縁によるいのちのつながりのひとつです。

患者に起こる出来事のすべてを、何か患者に意味のあるものとして見つめなおすきっかけとして二十四縁の視点から考察するとよいでしょう。

11　「無明《むみょう》」の教え

無明とは、自分が感じていること、考えていること、行動の原因となっている衝動について自覚できずに同じ行動パターンを繰り返してしまうことです。無明を理解するためには、フロイトの反復強迫という概念が役立ちます。フロイトに拠れば、言葉によって思い出せないような記憶は、無意識的な行為として繰り返されます。これが反復強迫です。その出来事の記憶に付随する感情体験に耐えられないために、そこまで深く抑圧されてしまっているわけです。

また、言語を獲得する以前に体験された幼少期の出来事なども無意識的な行動パターンを形成する重要な要素となります。

無明を打破するためには、今ここの体験の流れに心を開き、感じていること、考えていることなどをありのままに見つめ続けることが必要です。こうして今ここで生じてくる感情や思考のパターンを繰り返し自覚し洞察することによって、私たちは過去にさかのぼることなく、その繰り返しの夢から目覚めることができるようになります。

◆看護への活かし方

患者がしゃべっていることを鵜呑みにするのではなく、話し方の息遣い、表情や身ぶりなどの非言語的なメッセージが表現しているものに注意を向けて観察するようにします。そうすると繰り返されるパターンが見えてくることがあります。そうした患者の無意識的な繰り返しの背景に、どんな悲しみや寂しさ、罪悪感や恨みなどの感情が隠され、病気の原因となっているのかについて考察してみるとよいでしょう。

無意識的な繰り返しの中には、善いものの健康を支えるものも含まれます。多くの場合、それらは本人自身も気づいていない患者の強みです。そうした部分を看護者がさりげなく映し返して患者に自覚してもらうことで生きる力を強めることができます。

12 「貪瞋痴《どんじんち》（三毒・根本煩悩）」の教え

貪り、怒り、無自覚（無明）を三毒または根本煩悩と呼びます。貪りは布施などの分かち合う心によって、怒りは慈悲などの思いやる心によって、無自覚はありのままを洞察し受容する智慧によって中和され乗り越えられてゆくものとなります。

貪瞋痴が作用する具体的なルートは、対象との出会いが生じる眼耳鼻舌身意という六つの感覚器官、煩悩に彩られた物語を展開させる過去・現在・未来という三つの時制、そのストーリーの主人公となる自他（内外）という二つの領域によって３×６×３×２＝１０８に分類されます。これが、百八つの煩悩と呼ばれる所以です。

何かに心が引かれて苦しくなったとき、苦しみのきっかけとなった対象が入ってきたのはどの感覚器官か、苦しみのストーリーは過去・未来あるいは現在のいずれにおいて展開しているか、感情的エネルギーは自分に向かっているか他者に向かっているかなどの視点から分析することによって、苦しみをもたらす貪瞋痴のエネルギーパターンがほどけやすくなります。

◆看護への活かし方

貪瞋痴の三毒は、悟りという視点からみると乗り越えられるべきものですが、患者にそれを要求することには無理があります。煩悩は、生きる力の現れでもあります。生命現象は摂取と排泄をその基本的作用としています。貪りや怒りは、そうした生命の根源につながる力です。まずは、自分の中に何を欲するエネルギーがあるのか、何を排除しようとするエネルギーがあるのかを素直に認め、身体にそのエネルギーをしっかりと受けとめる必要があります。生きることの受容です。その後で、そのエネルギーを適切に使いこなすことを学ぶことが必要です。欲望は生きる希望に、攻撃性は守る強さに表現形態を変容できればよいでしょう。

こうして欲望や攻撃性を生きるための希望と強さとして肯定的に表現し使いこなしてゆくことによって、症状として現れているエネルギーの滞りが変化を見せるかもしれません。こうしたプロセスを促進し導くのが智慧の働きです。看護の現場では、このようにして貪瞋痴の表現形態を変容させてゆくことに心を配りながら寄り添い見守ることが智慧と慈悲の具体的な実践となります。

13 「五蘊《ごうん》」の教え

私たちが「自分」だと思っているものを、①物質的身体（色）、②身体的感覚印象（受）、③イメージ・概念・言語（想）、④感情と思考（行）、⑤記憶と意識・無意識（識）の五つの集合体として分析的に見つめる観察体系を五蘊と呼びます。

身体的感覚印象には快・不快・中性の三つのタイプがあり、それぞれ貪瞋痴の根本煩悩の活性化につながってゆきます。イメージ・概念・言語は私たちが体験したものを認識する際の手がかりとなるものであり、感情と思考によって個人的意思を持った物語が展開され、そこで業（カルマ）が作られてゆきます。こうした精神現象が生じるたびに過去の記憶が呼び覚まされて、新たな感情や思考の体験によって書き換えられ、再び貯蔵されてゆきます。記憶と意識・無意識には、身体全体で働いているものと精神構造の奥深くで働いており一般的には魂とか霊と呼ばれるようなものとが含まれます。

五蘊の教えは、永遠不変の実体としての行為主体は存在しないこと、すなわち無我（前出、⑤「無我の教え」参照）を理解するための観察体系として採用されました。魂とか霊とか呼ばれるようなものも、縁に従って変化し続けているのです。

五蘊を理解することによって、私たちの生命現象は、物質的な身体レベルで他人や自然や大宇宙と響きあっていることがわかってきます。それを媒介するものは、近年の量子力学などで解明されつつある波動現象です。イメージ・概念・言語にも個人を超えて社会や文化によって共有される集合的なものがあります。これはユングが集合無意識とか元型という考え方で指摘したものです。意識や記憶も、深いところで自然や地球や宇宙全体とつながっており、個人的な意識は見方によってそのひとつの表現形態としてみなすことが可能になります。

私たちの自我が自作自演の苦しみの中で行き詰まったとき、五蘊の観察方法で無我の視点に立ち返ることができるならば、私たちは人生のピンチを成長へのチャンスとして創造的にサバイバルしてゆくことができるようになります。

◆看護への活かし方

患者の訴えが、五蘊のいずれの要素に基づいた表現であるのかを丹念に確認することによって、患者の本音と性格特徴がわかりやすくなります。患者の用いるイメージや概念や言語のパターンが生まれ育った家系における世代間伝達をどのように反映しているか、社会の時代性にどのように影響を受けているのかについても注意を払う必要があります。そうすることによって、患者の秘めている健康への可能性を呼び覚まし、病を引き起こしている悪循環を断ち切るきっかけが見つかりやすくなるからです。

14 「輪廻《りんね》」の教え

私たちは自ら作った業のエネルギーによって、地獄・餓鬼・畜生・修羅・人間・天界という六つの世界（六道《ろくどう》）に生まれ変わりを続けているという世界観を輪廻と呼びます。修羅はもともと天人と同じ能力を持って天界に属していましたが、神々との争いをきっかけに阿修羅として別な存在領域を与えられるようになりました。

六道は物質的な世界観としてだけではなく、その時々の心の状態によって生きることになる実存的な存在領域としての意味合いを含みます。すなわち、人間としてありながらも、心ひとつの持ち方で一瞬のうちに地獄にも天国にも行くことになるのです。こうした見方を輪廻の心理学的解釈と呼びます。

地獄は、攻撃性によって切り裂かれたり焼かれたりして責め苦しめられる恐怖の世界です。餓鬼は、過去の想いにとらわれるあまり目の前の滋養分（後出、⑱「滋養分の教え」参照）が摂取できずに苦しむ世界です。畜生は、食欲と性欲によって盲目的に支配される世界です。修羅は、見放される不安や認められない不満から他者との安定した関係に落ち着くことができず、激しい攻撃性によって常に争いあわねばいられない世界です。人間は、本当の自分を求めて真理に目覚め悟りを開く可能性が与えられている唯一の世界です。天界は、優れた能力によって喜びや美しさの楽しみに満たされた世界です。しかし、天界には悟りのきっかけとなる苦しみをしっかりと体験することのできる身体がそなわっていないので、人間界で悟りの第一段階に入ってから天界に生まれないかぎり、天界だけで悟りを完成させることはできません。

輪廻には、①私たちが個人的な誕生と死によって生まれ変わりを繰り返す大輪廻、②日常生活の心の中でさまざまな想念が飛び交っている日常輪廻と、③五蘊の視点からいのちの現象を心身相関的な微細な流れのプロセスとして洞察する微細輪廻、という三つのレベルがあると考えられます。

◆看護への活かし方

戦争や殺人や虐待の体験は一種の地獄体験です。摂食障害は現代的な餓鬼の体験、境界性パーソナリティ障害は修羅的心性の現代的な現れ方として読み取ることができます。食欲や性欲を認められず使いこなせずに悩むのが畜生的な苦しみ。自分は誰なのかわからずに苦しむのが現代人の苦悩の特徴。楽しみや快楽の中で他者の苦しみを忘れて技術的物質的発展に酔いしれているのが天界的な現象。私たち人間は、これらすべての世界を体験する可能性を持っています。

患者が病気によってどの世界の苦しみを体験しているのだろうかという象徴的な理解の視点を持つことによって、患者の恐怖心、欲望、攻撃性に対して適切に対応しながら寄り添いやすくなります。こうして抱きとめられる環境の中で、患者は病気という現実を通してそれまで気づかずに抑圧していたエネルギーパターンに気づき、回復し、それらのエネルギーの使い方を学びます。そうしてあらためて自分の一部として統合してゆくことによって、病気になったことの意味が見いだされやすくなります。

15 「悟りの七条件」の教え

気づき、現象分析、努力、喜び、鎮静、三昧、平静に見守る。これら七つの要素が悟りを支える条件となります。

気づきはこれら全体のナビゲーターとなるものです。現象分析、努力、喜びは心を活性化させる作用があります。鎮静、三昧、平静に見守る働きは心を静める作用があります。いずれも過剰になりすぎると一方は落ちつきのなさや興奮となったり、他方は眠気や不活発性に陥ることがあるので、そうならないように配慮が必要です。

ブッダは、弟子たちが病気になったときにこれら悟りの七条件を唱えてあげました。また、ブッダ自身が病気になったときには弟子にこの七条件を唱えてもらって自らを元気づけました。

◆看護への活かし方

疾病受容を含めて自分自身に気づくことはそれなりに辛い作業ですから、必要以上に気づきを強いることは避けたほうがよいでしょう。気づく辛さを補うための喜びをどこから引き出すか、患者が自分を鞭打つことなく努力したい気持ちになるにはどうしたらよいかについて考察してみましょう。

ある時期の子どもは「なぜ?」という質問を繰り返します。そのとき子どもが必要としている応えは、科学的な説明ではなく、情緒的に納得できる世界観や物語なのです。気づきや現象分析は智慧の体系に属するものです。同じように、患者が自らの病気に意味を見いだして不条理感を克服する支援となるように、患者の中で気づきや洞察力が働き出すきっかけを提供する工夫が必要ということです。

ブッダの時代、病気になったときに師弟が互いのために悟りの七条件を唱えあったということの象徴的な意味を看護の現場にも応用できるとよいと思います。作業療法やレクリエーションなどの中で生きる喜びやモチベーションを高める楽しみの種まきをするのがよいのではないかと思います。

16 「地水火風」の教え

地水火風は、外界や物質的な身体を観察するときの手法です。身体感覚の中で硬さや重さが地の要素。しっとりとして体をひとつの塊としてまとめているのが水の要素。温かさや冷たさが火の要素。動きが風の要素です。

身体に心を向けているときに、気の流れやチャクラなどが感じられたり見えてきたりすることがあります。気やチャクラやクンダリーニという概念自体は、最近の科学の進歩とともに詳細に解明されつつあります。しかし、それらに伴う神秘的なイマジネーションにはその人の無意識的なコンプレックスが入り込んできて、他者との関係性の中で劣等感の補償として支配的で搾取的な依存関係を作りやすくなります。そんな時、その身体感覚を地水火風の要素として見守ることができると、気やチャクラやクンダリーニといった概念に誘われて神秘的な想像的世界の中に巻き込まれずに身体をありのままに観察し続けることができます。

◇看護への活かし方

患者が身体的な苦しみを訴えてきたとき、それが具体的にどんな感覚なのかを地水火風の視点から詳しく見つめてみてもらうことがよいでしょう。まずは「痛くて辛いですね」と共感的に受けとめてから、「どこがどのように痛いのか教えていただけますか？　突き刺すように痛いとか、押さえつけられるようなのか、冷たい感じがするのか熱っぽいのか、言葉にしてみるとどんな感じなのでしょうか？」などと尋ねてみます。最近ではペインスケールを用いることもあると思いますが、患者自身の実感を伴った言葉にしてもらうことで、痛みの身体的感覚とそれに付随する心理的な反応を聞き分けることも可能になります。患者は質問に答えながら身体感覚に心を開くことによって、不必要に不安に支配されることがなくなり、少しずつ痛みなどのストレスに向かい合う準備が整ってゆきます。

17　「滋養分」の教え

食物、接触、意思、記憶（意識・無意識）の四つをいのちの滋養分と呼びます。生命現象は、これらの滋養分を摂取しながらいのちを維持してゆきます。赤ちゃんはミルクをもらうだけでは生きてゆけません。抱っこされ、触れられることがいのちを維持させる栄養分になっています。生きたいという希望や意思を持つことも自然治癒力を高めいのちの滋養になります。そして、何かを認識するたびに記憶をどのように使っているかに注意を向けることは、心の食べ物をどのように味わっているかということに気づくことにつながります。

◇看護への活かし方

身体の栄養、心の栄養という視点から患者を観察する必要があります。まなざしで触れる、声で触れる、手で触れるというステップを大切にしましょう。生きようという希望が持てるような環境づくりやふれあいを工夫しましょう。そして、何をどう見るか、どのように体験するかという共同作業の中でいのちの滋養になるような記憶の使い方について考察してみましょう。

第二部

仏教心理で事例を読み解く

――「生老病死」へのかかわり

第4章　人間の「生」への視点とかかわり

4章以降では困難な事例を通して仏教心理の視点から看護について考えてゆきたいと思います。事例紹介では、仏教看護・ビハーラ学会会長の藤腹明子先生に提示いただいた事例に対して筆者が答える形式となっています。事例を提供してくださった藤腹明子先生に感謝いたします。

1 障害をもって生まれてきた子どもの親へのかかわり

1 「わが子が脳性麻痺と診断された現実を、なかなか受け入れられない事例」

Yさん（二十九歳）の第二子（男児）は脳性麻痺という障害をもってこの世に生を受けました。出産後しばらくして、医師から、おそらく脳性麻痺の原因は胎生期に何らかの原因で受けた脳の損傷によって引き起こされたものであろうということ、四肢の強直を特徴とする痙直型の脳性麻痺であり、片麻痺の障害がみられること、おそらく障害者として一生を送ることになるだろうとの説明を受けました。

Yさんの夫（三十三歳）は、商社に勤めているサラリーマンで、仕事が忙しく帰宅はいつも夜九時以降でした。Yさんは毎日、家事や子育てに専念してきました。長女が四歳になり、そろそろ二人目をと思っていたときに妊娠がわかり、夫婦とも、今度は男の子が授かることを心から願っていました。そして、Yさん夫婦の希望により、すでに胎児の性別が男の子であることを知らされていました。両家の両親にとっても待望の赤ちゃんでした。そのようななかで聞かされた医師からの説明を、Yさん夫婦は容易に受け入れることはできませんでした。「なぜ、待ちに待った赤ちゃんが障害をもって生まれてこなければならなかったのか、なぜ私たちの子どもが…、何も悪いことをしていないのに」という思いが常に内から生じてきたそうです。また、子どもの将来のことを考えると、安閑としてはいられない心境であることを助産師に話しています。Yさんの家族は、夫の両親とは同居せず、家族三人マンションで暮らしています。

このYさんご夫婦のように、脳性麻痺という障害をもって生まれてきた子どもを心から手放しで喜べず、その現実を受け入れがたく、「なぜ、待ちに待った赤ちゃんが障害をもって生まれてこなければならなかったのか、なぜ私たちの子どもが…、何も悪いことをしていないのに」という思いにかられる人に、看護では、どのような考え方のもとに、どのようにかかわっていけばいいのでしょうか。（藤腹）

2 「障害をもって生まれてきた子どもの親」へのかかわり

「なぜ、待ちに待った赤ちゃんが障害を…、なぜ私たちの子どもが…、何も悪いことをしていないのに」という親の言葉に対しては、どのように正しい説明であっても効果はないと思ったほうがよいでしょう。これは現実を受け入れられない苦しみの叫びであり、怒りの表現なのですから。そうした親の言葉は、苦しみの叫びとして怒りの表現として耳を傾けて聴かれるべきです。それが観音菩薩の精神です。

観音とは、衆生の苦しみの声に傾聴し、その音声に込められた感情のエネルギーを受けとめ、彼らが現実を理解して受容することができるようになるためには何が必要かを洞察する営みの象徴です。般若心経の冒頭に出てくる「観自在菩薩」とは、そうした観察による方便の提供が相手に合わせて自在にできる存在のことをいいます。

説法めいたことはせずに、ただその人の苦しみや怒りの声を聴きながら、「なぜ、待ち望んでいた赤ちゃんが障害をもって生まれてきたんだろうと思えて、苦しいんですね」と相手の言葉をそのまま繰り返しながら寄り添うことも大切です。タイミングを見て、あなたにはその声がどのように聞こえるかを「なぜ、自分の子どもが…何も悪いことをしていないのに、人生は不条理ですよね」などと言い替えをして映し返してみて反応を待つのがよい場合もあります。心を込めて、誠実にあなた自身の言葉で映し返してみてください。なぜなら善悪を裁かれることなく、ありのままを抱っこしてもらって、感情のエネルギーを発散しきった後で、自分の姿をふさわしい言葉で照らし出してもらったとき、自分自身に気づく準備が整うものだからです。こうしたやり取りのなかに、あなたの人柄と方便の智慧が試されます。

障害をもっているとはいえ、その子どもとコミュニケーションすることはできます。「障害をもっている」という思いにとらわれ過ぎると、実際に目の前の子どもとどのような交流ができるのかという可能性が閉ざされてしまいます。実際にどのようなコミュニケーションをすることができるのかを探求する関心がもてるようにモデリングを提示しながら見守ることも必要です。

子どもの外見だけを見て、親が自分の思いにとらわれたままでいると、ネガティブな想念のコンプレックスがその子に投影されてしまいます。ところが、子どもの目を見つめ、呼吸を感じ、肌のぬくもりに触れて、その子の中に息づいているいのちに触れるようなコンタクトが取れると、さまざまなコミュニケーションが可能であるということがわかってきます。すると、もっともっとこの子のことを知りたいという興味が生まれてきます。純粋に子どもを見つめる目を育てるお手伝いをすることが重要なのです。

子どもに対する興味が湧いてきて、子どもと交流する喜びが生まれてきてから、「子どもが障害をもって生まれてきたのは自分のせいなのではないか」という親の自責の念に向かい合う手助けをするとよいでしょう。しかし、それは必ずしも意識的になされなければならないものではありません。子どものやり取りから生まれる喜びの力によって自然に癒されてゆくところが少なくないからです。親のほうからどうしてもということで相談されてからでも遅くはありません。そのときには、気になっていることが何かを具体的に尋ねてみるとよいでしょう。それまでは抑圧し見過ごしていた罪悪感が語られることが少なくありません。そうした気持ちを、しっかりと聴いて受けとめてもらうことで、自分を責める気持ちが軽減されてゆくものです。

仏教のアビダルマでは、受精の瞬間に同時に結生心（パティサンディ・テッタ）が発生すると考えます。結生心とは、過去（前世）の業（カルマ）のエネルギー情報が転送される結果として生じる心です。その結生心に特定の条件が欠けている場合に障害が発生すると考えられます。障害の原因となる遺伝子の変異をもたらすと考えられる精神的なエネルギー情報です。それは胎児自身が引き受けて生きるべきいのちの流れであり、仏教では伝統的に業（カルマ）と呼んできたものにあたります。またYさんの事例のように、胎児期の出来事が原因となって発生する障害もあります。そのような出来事も、業による結果という縁によって出会うもののひとつです。

親になるとは、そうした複雑ないのちの流れを引き受けて生まれてくる子どもと出会うという縁を頂くわけです。いくら親子であっても、肩代わりをすることはできません。それぞれに自業自得です。そうしたいのちの流れを引き受けて生きるもの同士として、親子という関係の中でお互いに学びあって生きてゆくのです。

ただ、そうしたいのちのあり方に対して、私たちは善悪や優劣の視点から差別的な見方をしてしまうところがあります。他人事に関しては、普段は無意識的に繰り返しています。ところが、自分自身の子どもの問題として直面した時、以前は他人に向けていた差別や批判の目をそのまま自分自身に向けてあびせてしまうことになります。

こうした無意識的な差別や批判のパターンが自覚され、抱きとめられ、許され、手放されてゆくお手伝いをすることが看護者の大切な仕事の一つです。傾聴がそのための大切なツールとなります。「聴」という字には、「聴す（ゆるす）」という読みがあります。それは、その人の言葉や思いを、そのままに受けとめるということです。善悪の価値判断をされずにそのまま受けとめてもらえたとき、そうした無念や自責の念は自分を責めることから自分を理解することへ、さらに他人を理解することへとエネルギーの使い方が転換されてゆきます。

人が生まれて生きてゆくということは、計り知れないいのちの流れに支えられて可能になるものです。そうしたいのちの在り方の中には障害という言葉で呼ばれるものがあります。障害を持って生まれきた子どもの親は、それまでの希望や価値観や人生観をすべて否定されたようなショックを受けます。その無念や怒りや悲しみや自責の念などを、ゆっくりと時間をかけて向かい合い受けとめてゆくことは、ある意味での生まれ変わり体験に匹敵するものです。私たちは何回も生まれ変わりながら、ありのままのいのちに心を通わせ合うことを学び続けてゆくのだと思います。

2 死産で生まれてきた子どもの親へのかかわり

1 「書籍『誕生死』に見る死産・流産・新生児死の事例」

『誕生死』[1)]という本は、流産・死産・新生児死で子を亡くした親の会によって著された本です。十一家族が実名でその体験を語っています。その中からいくつかの事例の一部分を取り上げ、死産・流産・新生児死を体験した人たちへの対応の基本について考えてみたいと思います。

●Mさんの場合

Mさんは、二十八歳の時に一度目の死産を経験し、三十四歳で二度目の死産を経験しています。最初の死産は妊娠三十四週で、妊娠中毒症があったうえに「常位胎盤早期剝離」を起こしていることがわかり、出産予定であった産婦人科では緊急手術に対応できず、病院を探してもらっているあいだにどんどん時間が経ち、結局、死産に至りました。あと一時間遅ければ、Mさん自身も助からないような状況でした。死産の後、周囲の人が口々に「あなたが助かっただけでもよかった。子どもはまた産めるから」という慰め方をしたことに対し、自分だけが助かってしまったことに対する申し訳なさと、もっと早く病院に行っていれば赤ちゃんも助かったのにと自分を責めるとともに、なぜ自分も一緒に死ねなかったか、とさえ思ったと述べられています。

●Kさんの場合

Kさんは二十九歳の時、二人目の子どもを死産しました。妊娠三十八週目の検診時に、胎児に異常があることを指摘され、総合病院に移って検査をした結果、数千人に一人といわれる、脳と心臓に重い奇形を伴う先天異常があることがわかりました。結局、出産予定日を三日過ぎた日、死産となりました。胎児の死亡が確認された後、誘導による分娩となりました。亡くなった赤ちゃんは、死産してから三日後に火葬されましたが、Kさんは火葬には立ち会う気にはなれませんでした。

その後、Kさんは、おなかにぽっかり穴があいたような欠乏感と深い悲しみを体験します。人前ではふつうに振舞おうとしますが、夫にだけは感情が抑えられず、「私はこれほど哀しいのに、あなたは悲しくないのか。赤ちゃんが死んだのは私のせいだと思っているにちがいない。何か私が悪いことをしたからこんな目にあうと、本心では思っているんだろう」という思いが怒りとなって夫に向けられました。また、上のお子さんに対しても、いつもなら優しく言いきかせることができるようなささいなことでも、声を大きくして叱りつけるようなこともあったとあります。

●Hさんの場合

Hさんは一人目のお子さんを二十六歳の時に亡くし、二人目を三十一歳の時に死産しています。最初のお子さんは、とくに異常もなく、順調な妊娠生活を送っていましたが、里帰り直前の検診で、子宮内胎児発育遅延であることを告げられ、里帰り先の大学病院へ入院しました。出産予定日を二週間以上過ぎた日に、一九四二グラムの赤ちゃんを出産し、Kさんが退院してしばらく経ってから、重い先天異常であることを告げられました。結局、赤ちゃんは生まれて三十一日目に亡くなりました。

主治医から、重い先天異常があることを告げられた時には、「どうしてわが子が病気にならなければいけないの？ どうして他の子じゃなくてわが子なの？」と思い、妊娠中から思い描いてきた生活、未来への希望、夢、すべてが絶たれてしまった気になったと書かれています。

本書の「あとがき」のところには、「死産の」形容詞が紹介されています。英語では、stillborn といいますが、その単語には、「それでもなお生まれてきた」という深い含みがあるようです。一般的には、「それでもなお生まれてきた」現実には、悲しみを伴うことも多々あります。もしも、なぜ「それでもなお生まれてくるのですか」と投げかけられた場合、看護者ではどのように答えることができるのでしょうか。

（藤腹）

2 「死産で生まれてきた子どもの親」へのかかわり

ここでは、先の三事例に直接答えるかわりに、別な視点からいくつかの参考事例を紹介することで、コメントしたいと思います。

自然なお産を奨励している愛知県岡崎市の吉村医院で、無脳児を生んだ母親がいたそうです。その人にはすでに二人の女の子がいて、三人目の妊娠でした。超音波の画像から無脳児であることがわかり、医師からは中絶を勧められましたが、彼女はその子を生む決意をしました。あちらこちらの病院を訪ね歩きましたが、どこでも中絶を勧められました。周囲も大反対の嵐でした。一時は、夫や両親との関係も険悪になったそうです。そんな彼女の意思を吉村正医師は受け入れました。彼女は十カ月その子をお腹で育て、予定日の少し前に陣痛が来て、彼女は吉村医院に入院して、出産しました。

赤ちゃんは元気に生まれてきましたが、頭がありません。助産師は、そぎ落とされたようになっている部分に帽子をかぶせました。

生後、数時間しか生きられなかった赤ちゃんですが、母親は「可愛い、可愛い」と母乳を含ませ、お産に立ち会った二人の姉たちも「可愛い、可愛い」と交互に赤ちゃんを抱っこして可愛がったそうです。この赤ちゃんを産んだ母親は、吉村医師に「お産のとき、神の存在を見たような気がする」と伝えたそうです。無脳児として生まれてきて、数時間だけ生きたこの子は、大切なことを伝えるために神から使わされた使いだったかもしれない、と言ったのだそうです。[2)]

この事例では、胎児の障害や母親の背負うリスクを考えると、多くの医師や病院が母親の生みたいという希望を受け入れずに中絶を勧めたのもそれなりの理由があります。しかし、インフォームド・コンセントという視点から見ると、リスク管理を最優先する医師や病院側の立場や気持ちに同意させられた形になっています。吉村医師の対応が、真の意味でのインフォームド・コンセントにかなっています。母親の選択を尊重したからです。インフォームド・コンセントが、医師や病院側の責任逃れの言い訳に使われるだけになってしまうことなく、患者の責任ある選択を尊重するものであるためには、インフォームド・チョイスの側面を重視せねばなりません。この事例は、患者の責任ある選択を尊重したために、いのちのはかなさと尊さを美しくも切なく教えてくれる現代の神話的ともいえる事例ではないかと思います。

次は、死産した赤ちゃんと両親との面会とお別れをファシリテートした助産師の話です。三人目の子どもを妊娠したAさんは、順調に臨月を迎えました。予定日の前日になっておなかの赤ちゃんが動かなくなったように思い、病院で調べてもらうと赤ちゃんはすでに亡くなっており、そのまま入院して出産しました。赤ちゃんは亡くなってから時間が経っていたために浸軟が進んでおり、臨月とは思えないような早い経過でお産となりました。それはまるで亡くなった赤ちゃんが、お母さんに辛い思いをさせないために早く生まれたように見えました。母親は分娩台に移動することなく陣痛室で、夫が見守る中での出産となりました。

お産で呼ばれた産科医は赤ちゃんを入れるための「膿盆をもってきなさい」と指示しましたが、助産師は医師の目をじっと見つめ、通常の出産となんら変わりなく赤ちゃんを抱きとめるためにシートを広げて構えました。そのとき、Aさんも夫も怖くて赤ちゃんからは目をそらせて宙を見ているようでした。助産師は、そっと赤ちゃんを抱きとめて「お風呂に入れて、きれいにしてから、またつれてきますからね」と両親に告げて、陣痛室を出ました。彼女は、赤ちゃんを沐浴させ、死後の処置をして、産着を着せてから、赤ちゃんをコットに寝かせて陣痛室に戻りました。

助産師がAさんに、「赤ちゃんを見てみますか?」と聞くと、Aさんは不安そうに「はい」と言って、赤ちゃんを見て泣き出しました。そのとき、夫は少し身構えた様子でいました。しばらくして助産師が「抱っこしてみますか?」と尋ねると、Aさんはハッキリと「します」と答えました。助産師は「抱き方は、こういうふうに気をつけてくださいね」と説明しながら、赤ちゃんをAさんの手に渡しました。夫は固唾を呑むように見つめていました。三人だけにしてあげたほうがよいと察した助産師は、「ゆっくり面会してくださいね」と言い残して陣痛室を出ました。

しばらくして、助産師が陣痛室を覗きにいってみると、夫が泣き笑いしながら「目はお母さんに似ている、鼻はお父さん似だ…」と赤ちゃんに話しかけているところでした。

これは死産した赤ちゃんの「送り人」をした助産師の物語です。彼女は、それまで死産した赤ちゃんが膿盆に入れられてガーゼを掛けられたままで、「赤ちゃんを見ますか」と事務的に両親に尋ねてしまう現場のあり方に疑問を感じていたのだそうです。死産した赤ちゃんに対しても人間としての敬意を払い、動揺する両親の気持ちに寄り添いながら、面会とお別れの流れを促進したこの事例も、現代医療の神話となるようないのちを見守るやさしさを持った物語です。

初めての赤ちゃんを授かったBさんは、超音波で胎児に異常があることがわかり、羊水検査をしてみると染色体異常があることが判明しました。しかも致命的な合併症により近いうちに胎内で死亡する可能性が高いと告知されました。こういう状況では早めに処置したほうがよいという病院の勧めにしたがって、十八週目にBさんは入院して人工妊娠中絶を行いました。促進剤を使って生まれてきた赤ちゃんはすでに死亡していました。赤ちゃんは膿盆に入れられガーゼをかぶせられたところで、助産師の勤務交代がありました。

おおよその状況の説明を受けて分娩室に入ってきた助産師は、Bさんに「ちょっと赤ちゃんをきれいにしてきますね」と声をかけて分娩室を出ました。顔は比較的しっかりとしていたので、助産師は赤ちゃんをきれいにした後でガーゼや真綿で綿帽子のように赤ちゃんの頭をくるみ、顔だけが見えるように整えて、棺に見立てた小さな箱に赤ちゃんを寝かせて分娩室に戻りました。

助産師が「赤ちゃんに面会してみますか？」と尋ねると、Bさんは「え、見せてもらえるんですか？」と言いました。丁寧に包まれた赤ちゃんの顔を見たBさんは「こんなに小さくてもちゃんと人の姿をしているんですねぇ」とつぶやきました。「指もちゃんと五本ずつあって、胸の上で組んでありますよ」と助産師が説明しました。しばらく見入っているBさんに、「抱っこしますか？」と助産師が尋ねました。「抱っこしたい」、Bさんは答えました。助産師が赤ちゃんをBさんの手のひらに載せると、Bさんは「軽い」と一言つぶやきました。それからBさんは、泣きながら「ごめんね」と何度も何度も赤ちゃんに話しかけていました。

近くで見守っていた旦那さんに、「旦那さんも、抱っこしてみますか？」と尋ねると、「僕はいいです」と答えました。初めての子どもで、身体的に身に宿した実感のない男性の辛さがそこにあるように助産師は思いました。ちょうどそこで、助産師は外来に呼ばれて、Bさん夫妻と赤ちゃんとお別れしました。

この事例では、勤務事情で患者との交流が切り刻まれてしまう現場の殺伐とした状況がよく現れています。そうした状況の中でも、細心の心配りをしながら、大げさになることもなく、赤ちゃんとお母さんが見える出会いをコーディネートした助産師のおかげで、Bさんは必要以上の悲しみや罪悪感を引きずることがありませんでした。

以上の例を、『誕生死』から引用された先の三つの事例に対するコメントとして考えていただければと思います。現在では、産婦人科医、助産師、臨床心理士などの専門家チームがこのような状況下においてどのようなケアを提供するかについて現場で細かな実践が積み重ねられています。竹内正人の『赤ちゃんの死を前にして—流産・死産・新生児死亡への関わり方とこころのケア』[3]には、そうした具体的な取り組みが紹介されています。これら二冊をあわせて読んでみることが役に立つと思います。

仏教には死念[4]（マラナ・サティ）という特別な修行があります。それは、生き物は死から逃れられない現実を忘れないようにしておく作業です。年老いて死ぬ人、病気や事故で死ぬ人、年若くして死ぬ人、そして胎内で死ぬ人、人生のどのような場面でも死はまぬかれません。そして自分自身もいつ死ぬのかわかりません。こうした事実を忘れずに目の前に与えられた人生を生きることが自他を大切にするこころを育みます。

一般的に、母親の都合による人工妊娠中絶を行う医療現場では、ある意味で感情を麻痺させなければ医療者はやっていけないのではないかと思います。いったんそうした感情的なブロックがかかってしまうと、誕生死などの状況でも、そのパターンから抜け出せずに、スタッフは知らず知らずに事務的な対応になってしまい、母親と赤ちゃんとの面会やお別れのために心を配り時間をかけることが忘れられてしまうのかもしれません。

仏教瞑想には、死体瞑想[5]があります。風葬の墓場に捨てられて腐敗してゆく死体を見つめて、性欲をはじめとするさまざまな執着を乗り越えてゆくための瞑想です。しかし、十分な準備や指導なしにこの瞑想をして、不安や破壊衝動に駆られて自殺していった修行者たちが出たために、ブッダは死体瞑想に代えて呼吸瞑想を奨励したことがありました[6]。専門の修行者にとっても、さまざまな状態の人間の死体を直視するのはたやすいことではないのです。

まして、世間一般の人にとって死産した子どもの姿を見るのはきわめて強い不安と複雑な感情を伴うものです。見てみたい気持ちと恐れの間で気持ちは揺れ動きます。思いやりのない状況の中で直面させられると、心の傷を深めることになってしまいます。しかし、先に紹介した事例の助産師のような赤ちゃんに対するやさしい配慮と、複雑な親の心境に対する細やかな心配りに満ちた寄り添いに支えられると、見てみたい気持ちがまさり、よい形での面会とお別れができます。こうして、直接的に出会って、その場で思いの丈を言葉にできると、その後の後悔や罪悪感は軽くなります。

こうした状況では、医療者側にも心の傷が残りやすいものです。患者にやさしく寄り添えないという態度そのものが、トラウマの現れである可能性もあります。さまざまな厳しい現実の姿に直接接することのストレスは相当なものです。ある意味で、昔の出家修行者たちが死体瞑想をしたものに相当するものなのではないかと思われます。こうした現場で働く医師や看護師や助産師の気持ちを聴くケアも必要です。それが、回りまわって、患者へのよい対応を引き出すのです。死体との出会いやかかわりを通じて、生きることの意味を見いだし、思いやりや慈悲のこころを育むための現代的な営みだと思います。

引用文献

1)流産・死産・新生児死で子をなくした親の会『誕生死』（三省堂、二〇〇二年）
2)吉村正『「幸せなお産」が日本を変える』（講談社、二〇〇八年、七九―八三頁）
3)竹内正人『赤ちゃんの死を前にして―流産・死産・新生児死亡への関わり方とこころのケア』（中央法規出版、二〇〇四年）
4)『南伝大蔵経第六三巻清浄道論二』（大蔵出版、一九三八年、一―二〇頁）
5)ウ・ウェープッラ『南方仏教基本聖典』（中山書房、一九八〇年、八七―九一頁）
6)『南伝大蔵経第一巻律蔵一』（大蔵出版、一九三一年、一〇三―一一八頁）

3　人工妊娠中絶を受けることを迷う女性へのかかわり

「望まない妊娠に戸惑い、人工妊娠中絶を受けるべきかどうか迷う女子大生の事例」

Y子さんは二十歳。都内の某女子大学に在学しています。出身地は関西で、親元を離れ大学の近くにあるアパートを借り、大学生活を送っています。現在三年生で、将来は小学校の教師になることを目指しています。三年生に在学中の十二月に、妊娠していることがわかりました。生理が遅れており、薬局で試薬を求め検査したところ妊娠反応が陽性に出たため、産婦人科を受診し、妊娠十六週であるといわれました。初めての妊娠です。

Y子さんは、大学二年の四月から都内の大学に通う男子学生と交際し、親密な関係にあります。相手の大学生は現在四年生で、すでに都内の広告代理店への就職が内定していました。お互いに、結婚を意識して交際していたわけではなく、真っ先に思い浮かんだことは人工妊娠中絶を受けるべきかどうかということだったそうです。と同時に、さまざまな問題に対峙せざるを得なくなりました。都内に住んでいて、S病院で看護師をしているY子さんの従姉であるAさんに、彼女はいろいろ悩みや相談をもちかけました。

一つには、自分の判断だけではなく、少なくとも交際相手の男性には妊娠の事実を伝え、結婚をも視野に入れて話し合うべきかどうかということ。二つには、もしも相手に結婚の意志がなく人工妊娠中絶を求められた場合にはどのように対応すべきなのかということ。三つには、親にも話すべきかどうかということ、おそらく厳格な父親は未婚で子どもを産むなどということは受け入れ難いことであり、母親も戸惑うに違いないであろうと思われること。四つには、もしも妊娠を継続するならば卒業が遅れるばかりでなく、将来の夢であった教師の道も断念もしくは延期せざるを得ないかもしれないということ。五つには、避妊をしていたにもかかわらず妊娠してしまったという現実には、自分の人生においてどのような意味があるのだろうかなど、心の内を打ち明けたそうです。

もしも看護者が、Y子さんから従姉のA看護師に対して投げかけられたような事がらを相談されたとしたならば、どのような対応やアドバイスができるのでしょうか。

（藤腹）

「人工妊娠中絶を受けることを迷う女性」へのかかわり

Yさんの事例においては、予想外の妊娠発覚によるショックのせいなのか、Yさん自身がどうしたいのかという本人の意志や希望が感じられず、その代わりに「～すべきか否か」という形での心の動きが目立っています。自分自身が本当は何をしたいのか、どうしたいのか、本当の自分の気持ち（本来の面目）を見つけ出してゆくことがこの事例における裏のテーマなのかもしれません。

「誰に相談すべきなのか？」という相談を受けた時には、「誰に相談したいですか？」といったんは距離を置いて問い返してみるのがよいでしょう。頼りたい人に頼ってもいいのですよ、自分の素直な気持ちでいいのですよというメッセージです。それから、「私でよければ、できる範囲でお話を聞かせていただきますよ」と相談を受けるとよいでしょう。「誰に相談すべきなのか？」ということを尋ねてくるということは、Yさんの無意識がその人に相談したいと思ったということなのです。

相手に結婚の意志がなく人工妊娠中絶を求められた場合にどうするかという問題に関しては、まずは、Yさんが相手の男性のどんなところが好きでお付き合いが始まったのかを尋ねてみましょう。お互いに惹かれあった原点を確認しておくことは、二人の間にやって来たいのちの意味を探る大切な参考情報になります。そして、相手の気持ちはどうであれ、Yさん本人はその男性と結婚したいのか、結婚しないとしても授かった命を女性として産み育ててゆこうと思う気持ちがあるかを聞いてみるとよいでしょう。

厳格な父親と戸惑うであろう母親への憂慮に関しては、いったんそれを十分に受けとめましょう。そして、Yさんとしては父親からどのような言葉やサポートを期待するのか、母親にはどのように支えて欲しいと思うのかを語ってもらいましょう。Yさんにとっては、両親に対するよい子を演じるのをやめて、本当の自分の姿で両親と向かい合うことを学ぶ貴重な機会です。

妊娠による卒業の遅れと教師になる夢に関しては、Yさんが教師になったときに、もしも自分の生徒や学生が妊娠した場合、どのように対応するだろうかを考えてもらうとよいかもしれません。妊娠・出産をすることは、卒業の遅れや教師になる夢への障害となる可能性もありますが、それをやり遂げて教師となったときには、自分と同じ苦難に出会っている生徒や学生たちに対して、よりよい支援を提供するための基盤を得ることにもなるのです。そういう意味で、人生に意味のないことはありませんし、たとえ回り道のように見えても、そこに大切な学びが隠れていることは少なくないのです。

そして、Yさんがなぜ教師になりたいと思ったのか、どんな教師になりたいのか、生徒や学生たちに何を教えることが喜びとなるのかを考えてもらうのも大切なことです。

仏教では、受精の瞬間から生命は始まります。その生命は、究極的には誰のものでもありません。思議の及ばぬ大自然の縁によって生かされている生命現象の上に「私」という影が差し込んで、条件の整ったしばらくの間、その「私」が人生の喜怒哀楽の主人公を演じます。その「私」も胎児だったときがあるのですが、思い出すことができないだけのことです。胎児や子どもは絶対的な依存状態の中でしか生きてゆくことはできません。親に愛され世話されなければ子どもは生きてゆけないのです。多くの文化の中で、胎児や子どもが聖なるもの、神に属するものとして取り扱われるのは、こうした絶対的依存状態の中で生きねばならぬ胎児や子どもの中に、親に対する無条件の愛のような存在感があるのを感じるからなのではないかと思われます。

避妊していたにもかかわらず妊娠したことの意味については、どんな避妊法を取っていたのかを確かめてみる必要があるでしょう。そして、「避妊しているから大丈夫」と思っていたところがなかったかどうか、あるとすれば、何が大丈夫だと思ったのかを考えてみてもらうとよいでしょう。そうした思い違いの中に、Yさんが無意識的に避けて通ろうとしていた学びが隠れているかもしれません。

Yさんがどのような判断を下すにせよ、本当の自分の気持ちを探し出すお手伝いをすることが一番大切だと思います。生む選択をすれば、それから出産や子育ての中での困難が待っているでしょう。中絶する選択をすれば、後悔や罪悪感や悲しみを避けて通ることはできません。いずれにせよ、人生の荒波を乗り越えてゆくために、自分の本当の気持ちを見つけること、大切にされた体験を通して自分を大切にしてよいのだということを実感して学んでもらうことがこの事例の重要なテーマではないかと思います。自分を大切にして、自分を頼りとして生きる自尊心があってこそ、私たちはそうした人生の予測できない荒波を乗りこなしてゆくことができるようになるのですから。

第5章　人間の「老い」への視点とかかわり

1　性的ニュアンスの強い言動のある老年患者へのかかわり

1　「性的ニュアンスの強い言動の見られる2事例」

●事例1

看護学生が受け持った七八歳のSさんは、脳血栓による右上下肢に不全麻痺のある男性患者です。Sさんはリハビリテーションの段階にあり、杖歩行に向けての訓練をしていましたが、特に右上肢のしびれ感や痛みの訴えが多くありました。学生が受け持ちとなった頃から、Sさんに性的言動が目立つようになりました。

具体的には、●麻痺のある右下肢の他動運動中に「ここが固くて痛い」と言って、勃起したペニスに学生の手を持っていこうとする、●「パンティはどんなのをはいているの?」と訊ねる、●足浴の後に、「足を洗ってもらっている時にあんたのパンティが見えた」と言い、学生を赤面させる、●朝の訪室時に「夕べはよく眠れましたか?」と訊ねると、「あんたが横に一緒に寝てくれたらよく眠れたのに」という、●歩行訓練の際に、ちょっとバランスを崩して学生に抱きつく、などです。

また、学生が自宅からの通学生であることを知り、自ら電話帳で電話番号と住所を調べ、手紙を送ったり、電話をかけたり、プレゼント（下着、タオルなど）を送ってきました。Sさんはすでに奥さんに先立たれ、息子夫婦と同居しています。病室は四人部屋で、息子のお嫁さんが時々身のまわりの世話に来ています。

●事例2

この事例は、看護系の雑誌に掲載されていたものです。[1)] Nさんは七五歳。謹厳な大学教師で明治男の気骨をもっていますが、奥さんに先立たれさびしく療養しています。胃がんの病は重く死の床に伏しています。M看護師は、すべてを大きくやさしく包み込む母性的な雰囲気のただよう人柄です。Mさんが訪室するごとに、Nさんはがん悪液質で骨と皮だけの萎縮した小さな手をさし出して、手を握ってくれるように頼みます。しばらくその手を両手で包み、からだをさすってあげると、気持ちよさそうに安心した表情で寝入ることさえあります。

死も近いある日、NさんがMさんの乳房をまさぐってきたのです。Mさんは気持ちわるく一瞬びっくりして、手をはらおうとしましたが、思いなおして死にゆくNさんの希望どおりにさせました。Nさんは幼児のような表情を浮かべ、満ち足りたいたずらっ子のようでしたが、Mさんは自分のとった態度がナースとしてよかったのかどうかで悩みました。

看護者には、それぞれの患者がとった性的言動の背景にあるもの、そのことによって何を訴えたかったのか、何を求めていたのか、それはとがめられる言動なのか、受け入れられるべきものなのかについて考え、どのように対応していけばいいのかを考えるための知識・技術・態度が求められます。では、本事例においては、どのような考え方、価値観のもとにこのような言動に処し、ケアしていけばいいのでしょうか。

（藤腹）

2　老年期に対するかかわり

仏教心理の視点から老年期について考えるとき、何かを獲得することによる幸せから手放すことによる幸せへの転換がどれだけできているかということがポイントになります。それまではできて当たり前だったことが加齢とともにできなくなってくること、すなわち自立や自律の喪失という現実と向かい合わねばならなくなるからです。

エリクソン（Ericson EH）のライフサイクル論[2)]によれば、成熟期から老年期における人生の課題は、人生を総合的に受容できるかどうかにあります。それができれば、知恵という徳が得られると述べられています。それまでの人生でどれだけ自他を愛してきたか、他者や社会に関心を向け、世話をして、かかわれてきたか、言い換えれば四摂法《ししょうぼう》の実践が問われるわけです。

かかわること、世話すること、愛すること、憎むこと、許すことを通して喜怒哀楽の感情を味わい、さまざまなタイプの親密さを経験して人と人とのつながりが十分に実感され、生かされていることへの感謝が芽生えていれば、老齢期に不可避な喪失の現実を受けとめて手放してゆく準備が整いやすくなります。布施《ふせ》（与えること）、愛語《あいご》（やさしい思いやりのこもった言葉で話すこと）、利行《りぎょう》（相手の利益になることを行うこと）、同事《どうじ》（相手の苦楽を自分の苦楽と同じように共感すること）の四摂法は、子育てや仕事、地域活動やボランティア活動などを通して、もろもろの関係性の中でつながりを実感しながら知恵と慈悲を育てるための具体的な実践法なのです。

老年期になってさまざまなものを失い他者の世話になりながらも、そうした現実を受け入れて、いのちや社会や家族を全体的に見守ることのできる長老としての知恵と思いやりは、若者たちから尊ばれ大切にされるものです。命の有限性を受容して自然に朽ち果てるように大往生する老人の姿は、残される世代への最後の教訓となります。

さて、『スッタニパータ』の一一〇偈には次のように説かれています。

「青春を過ぎた男が、ティンバル果《か》のように盛り上がった乳房のある若い女を誘《ひ》き入れて、かの女についての嫉妬《しっと》から夜も眠られない、――これは破滅への門である[3]」

人生には、異性を愛し、子孫を育み、家庭を営む中で学ぶべき事がらとその時期とがあります。さまざまな感情や記憶を喚起する性行為を含む愛情関係の中で、一定の他者とかかわりを維持しながら子孫を育むためには、自分自身のさまざまな不安や恐れと向かい合うこと、他者を受容してゆくことが求められます。そうした受容と共感を伴わない性愛は、苦しみの原因となる欲愛や有愛・非有愛という渇愛の域を出ることなく、愛憎の両極端で自他を振り回して傷つけながら、満たされることなく快感を求め続けて休むことがありません。

私たち人間の生命現象は、皮膚や感覚器官を介して外界の環境と接触することなしには成り立ちません。この接触は、十二縁起（第2章の縁起の教えを参照）の第六番目の鎖として数えられ、接触から快・不快・中性のいずれかの感覚印象が生じ、それぞれの感覚印象より貪瞋痴の根本煩悩が発生するとされます。

一方、ブッダがいのちの四つの滋養分の一つとして接触を挙げているように、誰もが人生の最初に経験する赤ちゃんの時代には、養育者による抱っこという肌の触れ合いを中心とした世話なしでは生き抜くことができないものです。抱っこには、身体的なものと心理的な抱っこがあります。心理的抱っこは、その器の中で私たちがさまざまな情動を体験し、それを言葉によって認識してゆくための大切な条件付けとなります。また、赤ちゃんにとって母親の乳房は、単に栄養を摂取するためだけではなく、ぬくもりや安心を与えてくれる対象でもあり、授乳を中心とした母親（乳房）との交流が安心や信頼の基盤を形成してゆきます。

「三つ子の魂百までも」と言いますが、乳幼児期に感情的にも身体的にも十分に抱っこされ、肌のぬくもりを感じながら育つことができないと、青年期における性行為を含む親密な人間関係を深めて、そこから学んでゆくことは難しくなります。出家修行の場合には、異性との接触は禁じられますが、まなざしや声かけ、話を聴くことなどによるふれあいを介して人々への思いやりを育む必要があります。家庭を持ちながら仏教を学ぶ場合には、性行為を含むさまざまな身体接触の中に思いやりを育むこと、対人関係の中で適切な境界や距離を見いだして守れる生活習慣を育成することは、個人的にも社会的にも重要な意味をもちます。

こうした考察を踏まえたうえで先の『スッタニパータ』の詩偈を読んでみると、青年期（あるいは家住期）における課題を遣り残した人、あるいは乳幼児期に適切な抱っこや言葉による感情体験の映し出しをしてもらうことができなかった人が、自らの問題を自覚できずに破壊してゆく典型的なパターンを示したものであることがわかります。

性愛に源を持つ情動を乗りこなしながら、受容と共感を育み、いのちをつなぎ子孫を育む営みを通して喜怒哀楽を十分に味わいきった人は、性愛のエネルギーを慈悲に高める術を身につけることができます。これは愛憎の両極端を受けとめて、慈悲の中道を歩む知恵です。

この中道の知恵は、接触という人間にとってなくてはならない行為における注意深さと思いやりに深く根付いたものとして育まれてゆきます。

◆事例1の考察

事例1においては、患者から不快な言動を受けた看護学生が、実習指導者や教員に打ち明けて相談できずに悩んでしまったということが大きな問題だと思います。実習に際しては、このようなセクシャルハラスメントに相当する言動を受けた場合には、一人で抱え込むことをせずに即座に誰かに相談するように教育すべきです。

この学生が、そのまま現場に出た場合には、似たような問題を抱え込んで燃え尽きたり、逆切れしてしまう可能性もあります。ヒヤリハットやインシデント・レポートのように報告して、指導者や仲間たちの知恵を借りながら対応を考える習慣を身につけたいものです。こうした報告や協議をすることは、自分のプライドを傷つけることと受け取るのではなく、同じような苦しみからみんなで身を守る術を見いだして、そのことを通して患者によりよいケアを提供する知恵を集めるための活動であると考えるのがよいでしょう。

患者からハラスメントに相当する言動を受けて言えないでいるその背景には何があるのか、その原因にも細心の配慮が必要です。職業として看護を志す人の数割程度は、アダルト・チルドレンとしての生育暦をもつという報告があります。子どもとしての自分を犠牲にして、未熟な親の世話をすることで逆境を生き延び、それを自分の存在価値だと思い込んでしまうパターンです。自分を犠牲にして、必要以上に相手に奉仕しなければ自分の存在価値はないと思い込んでしまうような、自尊心の欠如が問題です。自分を大切にしていいのだということ、自分を大切にしてこそ、本当の意味での対人援助を継続してゆくことができるのだということを意識化させてゆく必要があります。

看護学生へのこうした心理的配慮のうえで、実際の臨床場面で性的ニュアンスの強い言動を示す患者に対して、きっぱりとした境界と距離を定め、見捨てることなく看護を継続してゆくための自覚と強さを育む教育が、看護教育の中核に据えられるべきです。

勃起したペニスに手をもっていかれそうになったら、しっかりと手を離すべきです。「そうですか、痛いほどに気持ちが高まっているのですね。お体の負担にならないように、ご自分で気持ちを満たされてくださいね」というふうに切り返してもよいのです。

「パンティはどんなのをはいているの？」と聞かれたら、「やだ、そんなこと聞かないでください」ときっぱり返事をしてもよいのです。

「あんたが横に一緒にいてくれたらよく眠れたのに」と言われたら、「それはできませんね。でも、一緒に添い寝してくれる人が欲しいですね。寂しいのですね」と、はっきりと一線を画したうえで、患者の寂しさに焦点を当てる会話をしてみるのがよいでしょう。

こうした言動への対応法については、典型的ないくつかのパターンに関してあらかじめロール・プレイなどで訓練を積んでおくようにするのがよいでしょう。

手紙、電話、プレゼントに関しては、ストーカーのような雰囲気を感じる場合にはきっぱりと断るべきです。手紙を書くことで字がうまく書けるように回復することは、作業療法やリハビリテーション活動として正規の活動の中で取り組めばよいことです。

視点を変えてみると、このケースでは、患者の精神的エネルギーをうまく使いこなすだけのチーム医療が欠けていたのかもしれません。性的関心となって現れている患者の寂しさに傾聴する心理的なアプローチ、オイルやアロマのマッサージなどで全身に安らげる接触感覚を提供してみること、手紙を書いたり手仕事をしたりして気持ちを表現するような作業療法など、多角的な視点から患者を理解し、患者の必要としているものを提供してゆく視点です。こうしたチームの中で、患者の性的な言動に関して話し合える環境が与えられていたら、この看護学生の反応も違ったものになっていたでしょう。

◇事例2についての考察

事例2に関しては、看護師の後悔が一番の問題です。あとで後悔して悩むのであれば、それはするべきではなかった対応です。死にゆく患者が、ある種の変性意識状態の中で、赤ちゃんがお母さんのおっぱいに手を当てて安心して眠るようなファンタジーを抱いて眠れることは悪いことではありません。しかし、そのための環境を提供するために、看護者が自分を犠牲にして後悔して悩むべきではありません。そうした性的ニーズにこたえるための職業として、セックスワーカーが存在します。また、障害者の性のニーズにこたえるためのセックスボランティアのシステムができた国もあり、添い寝の相手を有償で派遣することもあるそうです。

老年期の夫婦で、夫が末期を迎えて入院しているとき、病院で「一緒に寝てくれ」と乞われて、どう対応してよいかわからずに困ったと言う話は少なくありません。「あの時、一緒に寝てあげればよかったのかなぁ」と悩む妻たちの声があります。散々浮気して迷惑をかけてきたのに、最後になって私と一緒に寝てくれとは何事かと怒ったとしても、後には何がしかの後悔が残るようです。それは、二人の夫婦関係がそれぞれにどんな意味をもっていたのかを問うスピリチュアルな痛みの一つです。

こうした背景には、男の子は泣いてはならない、強くなくてはならないという男性の強さ幻想に目隠しされて、自分の寂しさや悲しさに向かい合う術を学べずにきてしまった人、心の底から安心してただ抱っこされていられるような体験が不足していた人の課題が浮かび上がってきます。本当の意味での親密さを体験することができなかった人生です。それは単なるセックス体験だけでは得られない、いのちの抱っこ、心のこもった触れ合いだけが与えてくれるぬくもりの問題です。

覚醒から眠りへ、生から死へという移行に伴う不安を和らげるために必要なぬくもりや安心感をどのように獲得してゆくか、提供してゆくかというテーマは看護の大切な基盤となるものです。ウィニコットは、テディベアや安心毛布などを移行対象[4]と呼びました。子どもが寝入りばなの不安などを乗り越える手助けとなるモノです。移行対象は母親の乳房の代理物であり、子どもから激しく愛されたり過酷に攻撃されたりしながらも一定のぬくもりを与え続け、いつしか成長してからの創造的な集中体験に取って換わられ姿を消してゆきます。

まなざし、言葉、身体的接触、そしてその背後にある思いやりという注意、関心の向け方を通して、自分自身を不用意に犠牲にすることなく、患者にぬくもりの実感と安心感とを提供するためのチームアプローチを見いだしてゆきたいものです。そのために仏教の智慧、慈悲、方便、四摂法などの教えがあります。

引用文献

1)この事例は、一九八三年三月号の『看護学雑誌』に掲載されていた、河野友信氏の「臨床における性の諸問題」のなかで紹介されていた事例である。
2)E．H．エリクソン『幼児期と社会I』（みすず書房、一九七七年、三一七—三五三頁）
3)中村元『ブッダのことば』（岩波文庫、一九八四年、三十一頁）
4)D．W．ウィニコット『遊ぶことと現実』（岩崎学術出版社、一九七九年、一—二〇頁）

2 死を望む老年患者へのかかわり

1 「〝早く死にたい〟と繰り返す老年患者の事例」

Yさんは八二歳。胃がんの末期で胃痛が持続し、疼痛コントロールをしています。疼痛コントロールによって痛みは軽減しますが、経口摂取はほとんどできず、口にしたものはすぐに吐いてしまい、現在は高カロリー輸液で栄養を補給しています。家族は主治医から、Yさんの予後は一カ月くらいであろうと説明を受けています。

家族背景は、妻と長男夫婦の四人暮らしです。孫たちは家を出て独立しています。高カロリー輸液を始めたころから、「早く死にたい」という言葉を繰り返すようになりました。妻（七八歳）はリュウマチを患っており、入院しているYさんには長男の妻（五二歳）が付き添うことが多く、身の回りの世話をしています。次第にYさんは、家族や看護者に対して「早く逝きたい」「早く死にたい」「早く終わらせたい」という言葉を口にするようになりました。

Yさんに対しては、抗不安薬が使われましたが効果は得られませんでした。あるとき、病室に来ていた長男の妻に、Yさんはまた「早く逝かせてほしい」と訴えました。彼女は、「どうしてお義父さんは、早く逝きたいの？」と訊ねると、「体もしんどい、ひとりで身動きがとれず、他人から下の世話を受け、食事も口から取れないような状況で、これ以上人の世話になりながら生きているのは辛い。どうせ遅かれ早かれ死ぬんだから、早く楽になりたい。これ以上みんなに迷惑をかけたくない」と答えました。お嫁さんは、「そんなこと言わないで、家族のためにも長生きしてくださいよ」と言ったものの、その後の会話を続けることができませんでした。このときの会話については、受け持ち看護師には伝えています。

では、このYさんに対して、看護者は、どのような対応をすることが望ましいのでしょうか。「早く死にたい」「早く逝きたい」というその言葉をどのように受けとめ、その裏にある気持ちをどのように判断し、どのような価値観、考え方のもとに、対応し、看護をしていけばいいのでしょうか。（藤腹）

2 「死を望む老年患者」へのかかわり

「早く死にたい」と訴えるYさんの事例のキーポイントは、高カロリー輸液を始めたころからその訴えが始まったという点にあります。長男の妻に対して、「口から食事ができずに他人の世話にならなければ生きていけない状態で、これ以上みんなに迷惑をかけながら生きていきたくはない」という自立・自律に関する心の痛み（スピリチュアルペイン）が語られています。

Yさんの、「早く死にたい」という言葉は、「早く死にたいくらいに、こうした状態にされて生きてゆくのが苦しい」という訴えであり、〝早く〟という言葉は、〝自然に〟と読み替えるのがよいと思われます。つまり、「自然に死なせてほしい」と言う訴えです。

大往生という言葉があります。自然な老衰による死のことをいうのですが、大往生がどんなものであるのかを実際に経験して知っている人たちが少なくなってきていることが問題をわかりにくくしてしまっているのではないかと思われます。自然な老衰死では、食事が口から摂れなくなると、その後二週間ほどは水だけの断食状態に入り、宿便が出て身体の掃除が終わって、呼吸が途絶えてゆきます。

老衰によって食べ物の経口摂取ができなくなることをいのちの一つの節目ととらえて、自然な死へ向かうこうした最後の看取りのあり方を仏教的視点に基づいた看護では大切にしたいと思います。そのときに重要になるのが、家族との関係のあり方です。

人間は誰でも生まれてきたときには、すべてを母親（あるいはその代わりとなる養育者）の世話にならなければなりません。赤ちゃんは、母親に絶対的に依存しなければ生きてゆけないのです。抱っこされ、授乳され、オムツを替えてもらい、あやしてもらうことが不可欠です。母乳から離乳食を経て普通の食べ物が食べられるようになり、首が据わって這い這いをして立って歩けるようになるまでには約一年半年ほどの時間が必要です。

自然な死への過程ではこれが逆転します。次第に立って歩くことができなくなり、排泄なども人の世話になり、自分の力では食べられなくなります。自立や自律を失い、他人の世話に依存しなくてはならなくなり、食べられなくなり、呼吸を終えてゆきます。

こうして人間の人生を全体的に眺めてみると、私たちは子育て（チャイルド・ケア）から死の看取り（ターミナル・ケア）まで、ケアし合うことを抜きにしては生きてゆけないことがわかります。しかし、元気なときには自分で何でもできると思い込んでいるので、自然や他者から支えられなければ生きてはゆけない現実を忘れてしまっているわけです。

自然な死を生きるためには、こうした〝持ちつ持たれつ〟の現実、すなわち絶対的依存状態↓相対的依存状態↓［自立・自律］↓相対的依存状態↓絶対的依存状態という人生の流れの中で、「私」が自分の力だけで思うように生きてゆけるという錯覚を手放すことを学ばねばなりません。そのために自我にとって現実がコントロール不可能であることへの洞察と受容を意味する無我の教えが役に立ちます。自然に委ねる、明け渡すことを学ぶということです。

仏教のアビダンマ心理学では、臨終心路[1]（マラナ・アーサンナ・ヴィーティ）といって、死の間際に生じる心のプロセスを大切にします。一般的に、死ぬ直前には走馬灯のように人生の出来事が回想されるといわれていますが、大体それに類する状況を想像するとよいでしょう。臨終心路に浮かんでくる対象は、その生涯で最も強い威力を持つ業（カルマ）のイメージ、その業を行う道具となったものなどの象徴、生まれ変わる直後の来世の情景の三種類のいずれかが現れると考えられています。そして、その臨終心路で浮かんできたものをあたかもそのときに実体験しているかのごとくに思い込んでしまう想念の力によって、その業のエネルギー情報が次の来世へと転送されると考えられます。ですから、臨終心路においては、欲望や怒りを離れたよい想念が浮かぶように環境を整えることが重要だとされます。日本仏教に伝わる臨終行儀は、こうした死のプロセスの臨床的観察から生まれたのです。臨床的観察法として瞑想が実践されていました。

これから超高齢化社会を迎えるにあたって、Yさんの事例はとても示唆的な事例です。私たちがどのように生きてゆきたいかという問題を考えるためには、言語的記憶では思い出すことのできない乳幼児期のあり方を意識化すること、他人の世話になりながらできるだけ自然な仕方で家族とよりよい最後のときを過ごすことに関して取り組んでゆくことが必要なのです。そうすることによって、私たちはよりよく世話し合い、かかわり合い、学び合いながらそれぞれの幸福に向かって生きることが可能になるのだと思います。

引用文献

1）アヌルッダ著／水野弘元監／ウ・ウェープッラ、戸田忠訳『アビダンマッタサンガハ南方仏教哲学教義概説』（アビダンマッタサンガハ刊行会、一九八〇年、一六三—一六六頁）

3 認知症のある老年者へのかかわり

1 「老人性認知症の舅の介護に疲れたお嫁さんの事例」

Tさん夫妻は、老人性認知症と診断された父親Uさんを自宅で介護しています。Uさんは八十五歳で、定年を迎えるまで中学校の校長をしていました。謹厳実直な性格で、仕事一筋のUさんは、定年後は仕事をせず妻、長男夫婦と暮らしていました。Uさんは、地域活動やボランティア等にはあまり積極的ではありませんでした。

Uさんが八十二歳の時、長年連れ添った妻が胃がんで亡くなり、その後次第に認知症の症状がでてきました。日付や場所がわからなくなったり、約束を忘れることが多くなったため、長男夫妻がUさんを病院に連れて行き診察してもらった結果、老人性認知症と診断されました。Tさん夫妻は、自宅で介護することを決心し、主にTさんの妻が介護にあたっています。Tさん自身も中学校の校長をしていますが、定年まであと二年勤める予定でいます。子どもたちは独立し、すでに家を出て家庭をもっています。

最近では、Uさんは人格が変わったようになり、被害妄想や幻聴、徘徊も多くなり、数回警察のお世話にもなりました。不眠の症状も見られ、夜間に大声を出すこともあります。Uさんの身の回りの世話や日常生活の介助は、全面的にTさんの妻が行なっていましたが、夫であるTさんは、それらの世話は女性の仕事だからといってあまり手伝わないようです。

Tさんの妻は、ある日、訪問看護ステーションから来てもらっている看護師に対して、病気とはいえ、以前の舅と現在の舅のあまりの違いにその現実がなかなか受け入れられないこと、夫は介護に対して非協力的で腹立たしく思うこともあること、夫や自分も、将来、舅のような老人性認知症になるのではないかと考えると不安でたまらなくなること、最近では舅の介護に前向きに取り組めなくなったこと毎日の介護に疲れ果てていること、できることならすべて放り出して今の現実から逃げ出したいこと、舅の姿を見ていると人が老いていく過程を素直に受け入れられなくなったことなどを話しました。看護師は、Tさんの妻が以前と比べると化粧もしなくなり、着るものに対してもあまり気を配らない様子が気になっています。

Uさんの身の回りの世話、介護を一手に引き受けているTさんの妻が日常生活において抱えている問題やニーズに対して、家族、看護者はどのような考え方、価値観を基としてかかわっていけばいいのでしょうか。また老人性認知症という病い、その病いに伴う苦しみに対峙し、その体験のなかに意味を見いだそうとする人がいるならば、看護者はどのようなかかわりができるのでしょうか。

（藤腹）

2 「認知症のある老年者」へのかかわり

仏教心理に基づいた看護では、認知症について記憶による自己同一性の障害という視点から見てゆきたいと思います。記憶の働き方が傷害されることによって、「私」という観念に関する認知が大きく変わってしまうということです。それは、本人にとって大変な不安を伴う体験です。

仏教が最終的に目指す無我の境地は、記憶による「私」という観念が本質的に暫定的で仮想的なものであることを洞察する智慧によって導かれます。「私」という観念への執着を手放して、「私」という永遠不変の実体があるという錯覚から目覚めた状態が無我の境地です。

「私」という観念は社会の中で生きるために有用ですが、同時に苦しみを生み出す原因ともなっています。「私」が絶対的だという錯覚から目覚めることによって、今ここに生かされているいのちの実感を直接体験できるようになります。すると、その錯覚をうまく使いこなしながら、それに縛られない自由さが得られます。それが悟りの境地です。

悟りに向かう修行の過程では、「私」という観念による自我理想や自己感覚に対する執着を手放すための不安や恐怖や抑うつを体験してゆくことになります。『清浄道論』には、こうした体験が「現象の壊滅を見つめる智慧」、「恐れを見つめる智慧」、「危うさを見つめる智慧」、「厭わしさを見つめる智慧」など、ヴィパッサナー（観法）の智慧の階梯として記述されています[1]。

既存の自己感覚を手放す際の不安は、キリスト教神秘主義の中でも「魂の暗夜」として語られています。こうした悟りへの道のりにおける体験知が、認知症の理解に役立ち、患者とその家族をどのように支えてゆくかについて実践的な知見を提供してくれます。

最近では、バリデーションという認知症患者との画期的なコミュニケーション方法が日本にも紹介されるようになりました[2]。バリデーションでは、基本的に患者をありのままに受容することによって患者の存在全体を価値あるものとして尊重します。善悪などの価値判断にとらわれず、患者がその言動によって表現している不安や不満をそのまま受容することによって、乳幼児にとっての基本的安心と同質の安心感を提供することが狙いとなります。

そのためには、家族は、患者とのそれまでの思い出を手放して、あたかも初めて患者と出会うような心をもって対応することが求められます。その際、家族はそれまで「父」や「母」として接してきた思い入れを手放すための悲しみを体験してゆかなければなりません。それは大きな喪失体験です。この気持ちの切り替えができると、認知症患者を介護する人に心のゆとりが生まれてきます。

さて、Uさんの事例では、被害妄想や幻聴、徘徊などへの対応、介護に非協力的なTさんに対する働きかけ、Tさんの妻へのサポートという三つの視点から考えてみる必要がありそうです。認知症患者が表現する被害妄想や幻聴に関しては、それを一般的な価値基準や現実検討の視点から対応しようとするのではなく、「盗まれた」とか「狙われている」といった表現の背後にある不安を抱きとめるように心がけることが重要になります。

徘徊に関しては、単純に制止しようとする代わりに、一緒に歩いてみて患者が「何を探しているのか?」、「どこに行こうとしているのか?」を一緒に手探りしてみることも有効です。こうした働きかけは、認知症の患者に〝抱っこ環境〟や〝寄り添いの雰囲気〟を提供することになります。こうした精神的な抱っこは、慈悲の実践です。それができるようになるための融通無碍な物の見方が智慧の実践となります。

UさんもTさんも父子共に教育職にあって校長を務めたということ、Uさんは謹厳実直で仕事一筋であること、Tさんは介護や世話は妻の仕事であると決めつけていることなどから、Tさんの父親（Uさん）との幼少期における親子関係がどのようなものであったかを振りかえってゆくことが必要ではないかと思われます。家族を犠牲にして外によい顔をする父親に対するTさんの反感や恨みを言葉にして、自分自身の素直な気持ちを受容することができてはじめて父親に対するやさしい気持ちが生まれる可能性が開けてきます。

これは、一般的に聖職者や社会活動家など、家族を犠牲にして社会的に〝よい仕事〟をする人たちの家族に共通する精神的苦痛のパターンです。こうした作業には心理の専門家やスピリチュアルケアの専門家に協力してもらうことが必要です。

家族の中で親から子へと無意識のうちに伝達される感じ方や考え方や行動の仕方のパターンを、ユングは「家族布置」と呼びました。[3)] ユングは、身振りを通してそうしたパターンが伝達されると考えました。子どもは親の身振りや口調を真似し、その身振りや口調に感情を込めるようになってゆくからです。

こうした世代間伝達に関して仏教の縁起思想では「親しく依ることによる縁」（第3章を参照）として分析しています。身振りは、身体的・言語的・精神的な行為の力（身・口・意の三業）の身業にあたります。身業、口業、意業を明晰に見極めてゆくことが智慧の実践になります。無意識のうちに、私たちの言動がどのように響きあっているか、世代間を伝播して行くかを見極めてゆくのです。それが仏教の智慧であり、人生の苦悩の根本原因とされる無明（第3章を参照）を破る智慧の光と呼ばれるものです。

最近のコミュニケーション研究でも、やり取りされる情報のうちで意味をもつ言葉によるものはせいぜい十数パーセント以内であり、多くの情報は身振りや口調などの非言語的な情報のやり取りによるものであることがわかってきています。

仏教では、「大樹の木陰は涼しい。親族の木陰は涼しい。しかし、それら以上に法の木陰は涼しい」ということを言っています。認知症患者へのケアは、仏教の無我を実践的に深く理解するための重要な機会となり得ます。「私」という観念の成り立ちとその崩壊をありのままに見つめ、「私」という観念を手放す悲しみの道のりにそっと寄り添ってゆく学びです。

また、Tさんの妻のように家族の協力が得られずに介護に行き詰まりを感じている人を支援することは、現代の社会福祉における急務の一つなのではないかと思われます。仏教的視点を活かした看護ではサンガ精神の社会的実践として、多職種によるチームアプローチ、コミュニティアプローチを実践してゆきたいと思います。ソーシャルワーカーやケアマネージャーに入ってもらって、患者と介護者の周辺にある利用可能なもののエコマップを作成しながら、愚痴を聞いてもらうネットワーク、必要なときにいつでも来てもらえるような人的資源の確認、空き時間を利用した気分転換の方法などを一緒に考えてゆくことが大切です。

仏法僧の三宝を、目覚めを体現した人（ブッダ：「私」という錯覚から目覚めた人）、真実に目覚めてゆくための教え（ダンマ：真理の教え）、共に実践してゆく仲間や共同体（サンガ：聖者の集い）というように現代的に再解釈してゆくことが、こうした行き詰まりやすい看護や介護の現状を打開してゆくための鍵となります。

そして、そのように仏教を学び直してゆくことは、仏教が現代社会に生きる人のための教えとして存続してゆくための鍵でもあるのです。

引用文献

1）『南伝大蔵経第六四巻清浄道論三』（大蔵出版、一九四〇年、三八二―三九一頁）
2）ナオミ・フェイル著／藤沢嘉勝監訳、藤崎人理、高橋誠一訳『バリデーション認知症の人との超コミュニケーション法』（筒井書房、二〇〇二年）
3）C・Gユング著／林道義訳『連想実験』（みすず書房、一〇七―一二八頁）

第6章　人間の「病い」への視点とかかわり

1　予後不良の「病い」に罹った人へのかかわり

1　「看護学生が受け持ったアミロイドーシスの患者の事例」

K看護学生は、臨地実習で六十八歳のアミロイドーシスの女性患者Tさんを受け持ちました。実習二日目に、カルテから情報収集をしていた学生は、そこに「心臓へのアミロイド沈着があり症状が出てくると予後は一から二年」、「突然死が起こり得る→これは本人には言わないでください。心配事があると生体反応が低下します。楽しいことを考えるように」などの記録を目にします。学生は、受け持ったTさんが予後不良の病であり、「死」が隣り合わせにあることを知ります。

その後学生は病室で、「どんなに苦しくても前向きに考えていたら、いいことがあるのよ」というTさんの言葉を複雑な思いで聞きました。本当の病状について知らされていない患者さんは、どのような気持ちで「前向き」という言葉を言ったのだろうかと考えました。次の日、主治医の診察介助についた学生は、Tさんと主治医の間で交わされた次のような会話の前に、再び考え込んでしまいます。

Tさん：「家に帰って、バターンと倒れたときはどうしたらいいんでしょう」

主治医：「救急車を呼んでください」

Tさん：「急に倒れたら?・・・・」

主治医：「○○病院のM先生か、私に電話をしてください」

Tさん：「だから、急に倒れたら、どうしたら・・・」

主治医：「・・・どういうことですか？」（しばらく同様の会話が繰り返される）
Tさん：「急に倒れて、死んでしまったらどうしたらいいんでしょうか？」
主治医：「とりあえず救急車を呼んだら、何らかの処置はしてくれますよ」

K看護学生は、この会話を聞いていて「心臓が口から飛び出しそうなほどどきどきした」と言っています。プロセスレコードには、「患者さんは何を言いたいのだろう？　突然死のことは、長男夫妻にしか話していない。本人には話さないようにとカルテにあった。なのに、感づいているのだろうか」と書いています。この会話の内容に何かひっかかるものを感じたようです。

限りある生命のその限りの短さという点においては、Tさんは予後一～二年と診断されており、突然死もあり得る患者です。予後不良の病いに罹っているTさんを受け持っている学生に対して、臨床実習指導者として、あるいは看護教員として、どのようなアドバイスをし、何について向き合い、考えるように指導していけばいいのでしょうか。

（藤腹）

2　「予後不良の「病」に罹った人」へのかかわり

キューブラー・ロスは、著書『死ぬ瞬間』[1)]の中で、告知を受けていない末期患者のほとんどが自らの状況を察しており、素直に打ち明けて話せる相手を必要としていたことを報告しています。告知の問題に関しては、告知するかどうかではなく、どのように告知するかが大切だと述べています。患者が見捨てられた感じを抱くことなく、最後まで希望を持って生きることができるような形での告知とその後のサポートが必要だということです。ただし、告知をしてほしくない、知りたくないという患者からの希望があれば、その権利が尊重されるべきなのは言うまでもありません。

キューブラー・ロスの『死ぬ瞬間』という本は、死の受容への五段階を暗記すればよい本であると表層的に受けとめられているところがあるようです。しかし、この本の本質的重要性は、ロスたちが死の受容への五段階を見いだしたその過程がどのようなものであったか、末期患者へのインタビューを契機として患者やその家族たちとどのようにかかわったかという具体的なプロセスを深く読み込んでゆく学びにあります。そういう意味で医療関係者に読んでほしい本です。この本の行間を深く読み込んでいく力は現場で患者とより深くかかわっていく力となりますし、そうした力が仏教経典を通してブッダの教えを深く学び取ってゆく力とも相通じるものなのではないかと思います。

末期患者にインタビューしたキューブラー・ロスと牧師と神学生たちは、患者を病室に送り返した後で、振りかえりのミーティングを行いました。その振りかえりミーティングでは、イライラしてきて怒り出す人、最後までいられなくて席を立つ人、落ち着いて話す患者の態度はきっと作りものに違いないと患者を非難する人などが出てきました。振りかえりミーティングがこのように荒れてしまう理由を、キューブラー・ロスたちは精神分析学的視点から見つめてゆきます。そしてこうした振りかえり作業の中で次のようなことがわかってきました。それは末期患者との対話は医療者が自らの内に蓋をしていた死への不安を掻き立てるものであり、医療者自身の死に対する不安と向き合うことなしには末期患者と正面から向かい合うことはできないということです。こうして、振りかえりミーティングは集団精神療法のような意味合いをもつようになり、彼らはインタビューとその振りかえりを通して共に成長していったのです。

キューブラー・ロスの〔1．否認、2．怒り、3．取引、4．抑うつ、5．受容〕という死の受容への五段階説は、こうして患者を観察すると同時に自分自身の内面を見つめることによって見いだされたのです。キューブラー・ロスは最後の著作[2)]の中で、死の受容への五段階は大切なものを失った時の悲嘆の段階でもあることを主張しています。死に向かい合うということは、フロイトが『悲哀とメランコリー』[3)]の中で述べているように、自我理想や自己表象という抽象的な観念を手放す（喪失する）過程でもあるということです。

仏教修行では、悟りが開ける過程で、自我理想や自己表象への執着を手放すための不安や恐れや抑うつを体験します。瞑想修行の前半（サマタ瞑想）では、三昧（サマーディ、集中力）による喜びが得られるのですが、その喜びによって怒りや罪悪感などの力が弱められ、身体への執着が緩められることによって、不安や恐れや抑うつを変化し移ろってゆく現象として見つめることのできる智慧の基盤が作られます。この瞑想のプロセスは、末期患者が死の受容への過程を歩むに際して、最後まで希望を持ち続けることが大切であることを述べたキューブラー・ロスの見解とも共通するものではないかと思われます。すなわち、希望は、不安や抑うつを体験しつつ死を受容する過程を支える基盤となるということです。

さて、アミロイドーシスの女性患者Tさんに関する事例では、患者の不安や訴えに向かい合えない主治医の問題と、K看護学生に対する対応との二つの視点から考察する必要があります。

「突然倒れたらどうしたらよいか」というTさんの問いにきちんと向かい合えない主治医のあり方は、「心配事があると生体反応が低下するので突然死の可能性は本人には言わないように」というカルテの記入によく現れています。カルテに記入された「心配事」に象徴されるものは、患者Tさんの突然死への不安だけではなく、実はそれ以上に主治医自身の死への不安や告知への不安が表現されたものだとも読み取れます。

実際問題として、告知に際しては、告知する医師の側の心の負担（スピリチュアルペイン）も相当なものなのです。しかし、医師のスピリチュアルペインについては、それをどのようにして言葉にして分かち合い、向かい合ってゆくのかということがはっきりと取り組まれないままになっています。

こうした状態で、告知に関するコミュニケーションを技術面で訓練したとしても、それは砂上に楼閣を築くのと同じ事態を招きかねません。死を敗北として排除するのではなく、死を人生（あるいは健康）の一部として受け入れてゆけるような医療看護のあり方が模索されなければならないと思います。そのためには、医療者自身が自らの死への不安にしっかりと向かい合えるよう訓練してゆくことが不可欠になります。そして、そうした取り組みが医療におけるスピリチュアリティを育んでゆく流れになってゆくことでしょう。

キューブラー・ロスは「生、死そして移行」のワークショップを行っていたときのワークショップパートナーとして仏教瞑想の指導者であるスティーブン・レヴァインを採用しました。レヴァインは、ヴィパッサナー瞑想をベースにして、さまざまな痛みや不安や恐れに心を開き、今ここにしっかりと在ることができるような心のもち方を教えました。

こうした潮流の中で、サンフランシスコ禅センターのフランク・オスタスキは仏教瞑想をベースとしたホスピスボランティア養成プログラムとして禅ホスピスプロジェクトを創始しました。これは、医療者や一般を問わず、ホスピスで末期患者と向かい合ってゆくための総合的トレーニングとして全米で注目されています。

このような、西洋に伝播して多様な展開を見せる実践型仏教にも学びながら、自らの死への不安に向かい合い、予後不良の患者へのよりよい対応のできる人間の器づくりに取り組むことができると思います。本書で紹介しているさまざまな瞑想エクササイズは、そうした取り組みの基盤となるものです。

次に、仏教心理の視点から、看護学生のKさんへの支援や指導の可能性を考えましょう。Kさんは、純粋な感受性と患者への思いやりをもちながら、現在医療が抱える最も脆弱な問題の中核に直面してしまった状況にあります。

患者Tさんの「どんなに苦しくても前向きに考えていたら、いいことがあるのよ」という発話の「前向き」という言葉は、「どんな場合にも希望を見失わずに」、あるいは「死に向かい合う不安を抱えながらもどこかに委ねられる安心感がもてるような姿勢」と解釈するのがよいのではないかと思われます。

事例のような状況は、告知がなされないときに生じる情報格差が引き起こす感情的な問題を、看護者がどのようにサポートできるかというテーマです。こうした状況では、可能であればスピリチュアルケアのできる人が、看護者と医師の両方をつなぎながら支援する必要があります。

仏教心理の視点から看護学生のKさんに提供したい支援としては、まずはKさん自身の素直な気持ちを言葉にして語る環境を提供することがあります。それから、Kさんが患者のTさんにしてあげたいことを明確化する作業のお手伝いができるとよいでしょう。

そして、余裕があれば、主治医が抱える心の不安について想像してみることがよいでしょう。その時点における病院の人間関係の中で、難病患者に向かい合えない主治医の抱える問題を、チーム全体としてどのように支えてゆくことが可能なのかを想像してみる力を養うのです。自分の提供したい看護を明確化したうえで、チームの中でそれを可能にする流れを構想する全体的な視点を見いだす力を養うことが重要だからです。先輩看護師やソーシャルワーカーなどの力を借りることによって、患者や家族への適切な働きかけが見つかるかもしれません。それは、仏教でいう智慧と慈悲と方便とを現場で生かす道となることでしょう。

キューブラー・ロスは、『死ぬ瞬間』の中で、難病の筋萎縮性側索硬化症（ＡＬＳ）の患者に対してどう向かい合っていったらよいかを悩んでいる医師に対し行った支援について詳しく述べています。その事例では、患者と医師とが直接的に率直な対話ができるような支援がなされました。これは、ロスが医師であったから可能であったことなのかもしれませんが、こうした彼女の取り組みからも、仏教の方便の看護における使い方のモデルが学べるのではないかと思います。

ブッダも、対機説法や次第説法によって、つねにその人に合った仕方で法を説いていたのです。

引用文献

1)エリザベス・キューブラー・ロス著/鈴木　晶訳『死ぬ瞬間―死とその過程について』(中公文庫、二〇〇一年、五二―五八頁)

2)エリザベス・キューブラー・ロス、デーヴィッド・ケスラ著/上野圭一訳『永遠の別れ―悲しみを癒す智恵の書』(日本教文社、二〇〇七年、二八頁)

3)ジグムント・フロイト「悲哀とメランコリー」(小此木啓吾、他訳『フロイト著作集6―自我論・不安本能論』人文書院、一九七〇年、一三七頁)

2 病いによりボディイメージが変容した人へのかかわり

1 「外科的治療によるボディイメージの変容を受け入れられない女性の事例」

Dさんは三十八歳の女性患者で美容関係の仕事に就いています。五年前に離婚をして、今は一人暮らしですが子どもはいません。現在、再婚を前提に付き合っている男性がいます。半年ほど前から、右鼻翼に黒いほくろ状のものができているのが気になっていました。それが以前より大きく、中心がへこんできたように感じられ、近くの総合病院の皮膚科を受診し、基底細胞がんと診断され、手術目的で入院してきた患者さんです。

手術は、腫瘍切除と局所皮弁という手術手技が用いられました。局所皮弁術は、腫瘍の切除をした後、皮膚欠損部を、それに隣接する皮膚を移動させてかぶせ包むようにする手術です。Dさんは、手術を受ける前に、主治医から手術手技、手術後の治療・処置のこと、再手術もあり得ること、また後遺障害のことなどについても詳しく説明を受けていましたが、一番の気がかりは、手術を受けることによって、顔の一部が変形してしまうのではないかということでした。

手術は成功し、手術後は、創部の血行を良くする薬剤が投与されました。皮弁の血流障害による皮膚壊死などの合併症はみられませんでしたが、やはり、採皮部と植皮部の色素沈着、傷跡が残り、若干の変形がみられます。主治医からは、手術後三週間ほどで退院できると聞いていましたが、Dさんにとっては、以前とは異なる顔貌の変化は受け入れ難いものでした。受け持ち看護師に対しては、見舞い客が来ても病室には案内しないで帰ってもらうようにと頼んでいます。婚約者に対しても同様の態度で、「会いたくない」の一点張りです。Dさんの両親は、手術当日には地方から上京し、病院に来ていましたが、翌日には心配ないからと言って、帰ってもらっています。Dさんの病室は四人部屋ですが、常時、カーテンを引いて他の入院患者とは会話をしようとしません。

Dさんは、美容師の資格があり、都内の美容室に勤めていますが、仕事柄、このような顔で職場復帰はしたくないと受け持ち看護師に漏らしています。また看護師は、Dさんが今までかかわってきた人間関係、交友関係を失うのではないかという不安や、もっと早く受診していたならばこのような顔貌の変化は残らなかったのではないかという後悔の念があることを会話を通じて確認しています。

病いによりボディイメージが変容した人への看護において目指すべき目標は、その人が新しいボディイメージを受け入れ、社会生活、日常生活に適応することができるように援助することといえます。

Dさんのように手術によってボディイメージが変容してしまい、その現実をなかなか受け入れられない人に、どのような教えのもとに、どうかかわっていけばいいのでしょうか。

（藤腹）

2 「病によりボディイメージが変容した人」へのかかわり

私たちは自分の自己イメージや身体イメージをいつどのようにして身につけてきたのか言語記憶によって思い出すことはできません。よくわからないけれど、それが自分だと思い込んでいること、そこに仏教でいう無明があります。

近年の精神分析的心理学や発達心理学の進化によって、自己イメージ、自我の統一性、言語、自尊感情などが乳児と養育者との親密な関係性の中からどのようにして育まれてくるのかということが次第に明確にされてきています。こうした知見に基づき、人と人の関係性の中で、「私」という思いがどのように浮上してくるのかを観察することは、無明を打ち破る智慧を育む仏教の教えを補完する重要な現代的アプローチとなります。

精神分析家のジャック・ラカンは、赤ちゃんが鏡に映った自分の像に興味を示し、それを面白がりながら自己像として受け入れてゆく時期を鏡像段階[1]と呼びました。鏡像段階で重要なことは、鏡に映った映像が自分の姿であるという認識によって、それまでは確かに感じていた身体感覚のある部分が失われてゆくことです。つまり、「これが自分だ」というイメージによって、自分自身の実感のある部分が隠されてしまうということです。自分だと思った瞬間にこぼれ落ちてしまうものがある、これが自己観に関する根本的な矛盾の奥底に潜んでいる原因なのではないかと思われます。

鏡像段階でもう一つ興味深いことは、この時期の赤ちゃんは、鏡に映った自分の姿を楽しみながら、時折母親の方を見て「ねえ、これがボクなのかなぁ」というようなしぐさをすることです。母親が微笑みながら、「そうよ、それがあなたの姿なのよ、かわいいわねぇ」と答えてあげると、赤ちゃんは安心したようにまた鏡の像に向かいます。私たちはこのようにして、他人からの承認によって自己像を確かなものとして深く受けとめるようになるのではないかと思われます。

仏教の瞑想修行の中には、（太陽や月など自然からとらえた）色のディスクのイメージに心を集中させながら喜びやリラックスや一体感の状態を育成するものがあります。精神集中によるサマタ（止）と呼ばれる瞑想です。そこで得られる集中力をサマーディ（三昧）と呼びます。最初は目を開けて対象を見つめ、次に目を閉じてその残像に心を集中させてゆくようにします。残像が安定してきた頃の対象イメージを取相と呼びます。繰り返し取相に集中していると、対象を実際に見ることなくいつでも心の中に対象のイメージを思い描けるようになります。それを似相と呼びます。

取相や似相は、私たちが人工的にイメージを加工することができるということ、その際には同一対象に繰り返し心を向ける集中力が必要であることを教えてくれます。この似相が自由自在にコントロールできるようになると、神通力と呼ばれる超能力が使えるようになると『清浄道論《しょうじょうどうろん》』[2)]などの解説書には記されています。

しかし、瞑想修行の本質は、こうした神通力を得ることではありません。あらゆる執着から離れることです。神通力が使えるようになったとしても、超能力や神秘体験に伴う微細な執着が残っています。その微細な執着をありのままに見つめ、自己イメージに支配された世間的な概念の世界（世俗的真理）を超越して、見えるまま、聞こえるまま、感じるまま、ありのままの命の現実に直接触れられるようになることが必要です。それを純粋体験と呼びます。純粋体験に心を開き、無常・苦・無我の真理を洞察し受容してゆくことが仏教の本質です。瞑想修行はこのようにして最終的にイメージや概念にとらわれる苦しみから私たちを解放してくれます。

外科手術によるボディイメージの変容が受け入れられずに苦しむDさんの事例では、それまでのボディイメージを喪失することへの不安、怒り、後悔、悲しみなどをしっかりと体験するために安全な環境に引きこもれるよう見守ることがまず必要なのではないかと思われます。

誰でもひとりになりたい時があります。一人で泣いているとき、誰にも覗かれたくはありません。しかし、見えないところで誰かが自分のことを心配して見守ってくれていることが感じられると安心します。こうして感情のエネルギーを十分に発散させた後で、自分の思いを言葉にして話して誰かに聴いてもらうことができるようになります。そうした語り（ナラティブ）を共感的に傾聴してもらえた時、そして批判されることなく映し返してもらった時、私たちは自分自身が怒っていたのだということ、悲しかったのだということを認識して受容してゆくことができます。

人に拒否されるのが怖いので拒否される前に人を拒否して自分を守るという防衛反応があります。見方を変えれば、それだけ他人からの承認や賞賛に基づいて「私」という自己イメージを作り上げていたということです。視点を変えると、「私」が傷ついている状況には、そこに十分なケアや見守りがあれば、「その私って誰なのだろう？」という疑問を抱く可能性が秘められているのです。

拒絶反応や怒りや悲しみをありのままに受けとめてもらい、感情をありのままに体験した後で、その感情を体験している「私」とはいったい誰なのかという視点に意識が向け変えられたとき、大きな癒しと変容（精神的な成長）への可能性が開けます。こうした視点の転換によって、自我意識の構造が一挙に脱構築されます。それはある種の悟りの瞬間であり、ある意味で生まれ変わりを体験するような瞬間です。瞑想修行においては、集中力の瞑想から洞察力の瞑想への質的転換に相応するものです。

「私とは誰か？」という視点からの観察ができるようになると、それまで恐れていた他人からの哀れみや蔑視の視線というのは、実は以前に自分自身が他者に向けていた視線の裏返しであったことに気がついてゆきます。こうして恐れに向かい合えるようになると、それまでしがみついていた自己イメージの世界から、生きる実感そのもの、純粋体験の世界に心が開かれてゆきます。自己イメージによって隠されていた身体感覚が回復されてゆきます。

今ここに生かされている身体の感覚（ぬくもり）が回復されると、今ここに与えられている身体でできる具体的なことに対する感謝の念が湧き上がってくるようになります。こうした変化が芽生えてきた時、美容関係の世界でイメージを大切にして生きてきたDさんに、新しい人生の可能性が見えてくるのではないかと思います。

引用文献

1)ジャック・ラカン「〈私〉の機能を形成するものとしての鏡像段階」『エクリ』(弘文堂、宮本忠雄訳、一九七二年、一二六頁)

2)『南伝大蔵経第六三巻清浄道論二』(大蔵出版、一九三八年、三〇〇—三五八頁)

3 宗教上の信念から治療（医療行為）や処置を拒む人へのかかわり

1 「宗教上の教えに対する信仰心から、輸血を拒否する人たち」

現に、信仰している宗教の教義に忠実でありたいという信仰心から、輸血を拒否する人たちがいます。時に、輸血拒否は死に至ることがあり、法的、宗教的、医学的、人道的見地からも論議の対象となることがあります。ここでは、新聞の報道で知り得た、輸血拒否が死亡や裁判に至った事例の一部を取り上げます[1)]。

●事例1　宗教上の理由で輸血を拒否し、出血多量で死亡した子どもの事例

一九八五年六月、当時小学校五年生だった男児が交通事故に遭遇し病院に搬送されました。輸血をして手術を行なえば助かるであろうという状況でしたが、両親が、宗教上の理由で息子への輸血を拒否し、男児は出血多量で死亡するに至りました。親は、輸血拒否については、子どもの同意をとってあると主張していましたが、男児は苦しい息の下で「生きたい」と訴えていたということも報道され、当時、マスコミでも大きく取り上げられ議論の的になりました。

●事例2　医療者側の輸血行為に対して訴訟を起こした事例

事例1と同じ信仰上の理由で輸血を拒否している宗教団体の信者であるAさん（女性）は、T大学附属病院で「免責証書」に署名したうえで肝臓の腫瘍を摘出する手術を受けました。免責証書には、Aさんが輸血を受けることができないことおよび輸血をしなかったために生じた損傷に関して医師および病院職員等の責任を問わない旨が記載されていました。病院側は、Aさんの輸血拒否を尊重しつつも、もし生命の危険が生じた場合には輸血をする方針をとっていました。しかし、医師側はこの方針を説明しないまま手術を行い、手術中に、輸血をしないとAさんの生命を救うことができない可能性が高いと判断される事態が生じ、輸血をしました。手術は無事終了し、Aさんは退院しています。

その後、Aさんは損害賠償を請求する訴訟を起こしますが、第一審では、救命のための輸血は社会的に正当な行為であり違法性がないこと等を理由として請求を棄却されています。この間にAさんは亡くなり、Aさんの夫と長男が訴訟を継続し、原審は、医師が生命の危険が生じた場合には輸血するとの方針を説明すべき義務を認め、この義務を怠ったためにAさんの自己決定権を侵害したとして、損害賠償を認容しました。つまり、手術を担当した医師は、Aさんが手術を受けるか否かについて意思決定をする権利を奪われたことによって被った精神的苦痛を慰謝すべきであるとして、損害賠償責任を負ったことになります。

●事例3　輸血を拒否して死亡した妊婦の事例

二〇〇七年五月、事例1、2と同様の宗教団体の信者であるBさんは、病院で帝王切開の手術中に大量出血し、輸血を拒否したために死亡しました。病院側は、Bさん本人から「輸血をしない場合に起きた事態については免責する」という免責証書を得ていましたが、容体が急変した際に家族に輸血の許可を求めましたが、家族はBさんの意思を尊重し、結局、輸血をしないまま亡くなりました。このことは翌月六月十九日の毎日新聞に取りあげられ、多くの人の目に留まったことと思われます。

このような事例において、最終的には本人および家族が宗教上の信念から納得して治療・処置を拒否したり、あるいは逆に受け入れたりするうえで、看護者はどのような知識・技術のもとに、どのような態度で対処・対応していけばいいのでしょうか。

（藤腹）

2 「宗教上の信念から治療や処置を拒む人」へのかかわり

仏教における無我や空の教えは、究極的に自分自身が自分の所有物ではないことを教えています。まして、子どもを自分の所有物と考えることは、無我や空の教えに逆行するものです。子どもは授かりもの、縁あって自分たち夫婦の間にやってきてくれたものと受けとめて、子どもが成長して自立するまでの間、精一杯愛情を注ぎ、親しく喜怒哀楽を共にしながら、その子のもっている可能性が主体的に開花してゆくように世話させていただくというのが、基本的な仏教の子育て観なのではないかと思います。

こうした仏教的視点から見るならば、いかなる宗教的信念であっても、子どもに押しつけるようなことがあってはなりません。親がやっているのを見て、子どもが自然に真似してゆくのは一向に構いません。よい雰囲気なので真似してやってみたくなるというのは、子どもにとってよいものを身につけさせる大切な動機づけになるからです。

子どもが成人して自らの意志で宗教を選択するようになるまでは、親は子どもを世話する義務はありますが、子どもに宗教上の信念を押しつける権利はないものとして考えるのが妥当だと思われます。仏教では、子どもが親とまったく違う宗教を選択したり、別の寺や和尚さんに帰依したりすることは、なんら不自然なことではありません。仏教の無我や空の教えは、自我や世間的な因習を超越した視点を開くことによって、本当の意味で個人を尊重し、互いの違いを受け入れたうえで相互に尊重しあう態度を育みます。こうした意味で、ブッダの教えは一般の宗教とは一線を画します。

こうした仏教の基本的視点を確認したうえで、事例1について考える時、この小学校五年の男の子が自分で輸血を拒否しないかぎり、救命を第一に対応するべきだと思われます。この事例では、男の子は苦しい息の下で「生きたい」と訴えていたということですから、それを親の意見で尊重しないということは、宗教とはいえ、許されるべきではないと思われます。こうした点に関しては、子どもの人権に基づいた医療倫理的な法の整備が望まれます。

事例2に関しては、医師の側が、Aさんの輸血拒否を尊重しつつも、もしもの場合には輸血をする方針であることに関してインフォームド・コンセントをとっていなかったことが問題を生じさせました。インフォームド・コンセントは、病院側が医療訴訟を避けるために行うものだけではなく、本来は患者が意識的にどのような治療方針を選ぶかについて十分な説明があったうえで合意を形成することが大切なのです。そういう意味で、インフォームド・チョイスという側面を強調すべきでしょう。

仏教のアビダンマ心理学では、死の直前には「臨終心路（マラナ・アーサンナ・ヴィーティ）」が生じるという観察があります。人は死の直前に走馬灯のようにその生涯の出来事を思い出すといわれていますが、まさにそのように思い出す心のプロセスです。

アビダンマによれば、人の誕生は、精子と卵子が合体してそこに意識のエネルギーが収束した瞬間であると定義されます。これは現代の生命科学では、受精の瞬間にカルシウムイオン波が受精卵全体に広がり他の精子の侵入ができなくなる現象に一致しているのではないかと思われます。受精の瞬間に受精卵に収束した意識のエネルギーを結生心（パティサンディ・チッタ）と呼びます。

この結生心と同質の意識エネルギーは、その人の一生を通して最も深い無意識としてその人の身体と精神の一貫性を支え続けます。この最深層の無意識を生命維持心（漢訳では有分心：バヴァンガ・チッタ）と呼びます。夢も見ないで熟睡している時に私たちの生命を支えている心です。

一方、人が死ぬ間際に先ほど述べた臨終心路（走馬灯のように人生の出来事を思い出す）が生じて、その生涯におけるもっとも強い業が思い出されたり、あるいは転生する来世の情景が垣間見えたりします。「お迎えが来る」というのは、そのことをさします。こうしたイメージを死にゆく人が現実だと信じ込んでしまうと、その思い込みによって業のエネルギーが来世に転送され、誕生心に取り込まれます。こうして輪廻転生の輪がつながるのです。この臨終心路の直後に、誕生心や生命維持心と同質の死心（マラナ・チッタ）が生じて臨終となります。

仏教瞑想が目指すところは、この臨終心路が生じた時に、いかなるイメージをも現実だと思い込んでしまうことなく、無常・苦・無我として見つめていられる心のあり方を育むことです。あらゆる現象の無常・苦・無我を洞察することが習慣化されることによって、輪廻の輪を断ち切ることができるのです。

アビダンマのこうした視点を確認したうえで、事例2と事例3について考察するならば、宗教的な信念で医療行為を拒否して死を選択する人々に対しては、臨終に向かう意識がもっともよい状態で体験されるような支援を提供することが重要と考えられます。

自らの命を懸けて宗教的信念を生き抜くことは人間的な尊厳の一部です。仏教的視点をもった看護では、死の間際の意識のあり方を大切に支援するという仕方で、そうした宗教的選択に寄り添いたいと思います。これはいかなる宗教を信じる人たちに対しても平等になされるべき仏教の基本的視点です。

人が人生の最後に何を見るかを強制することはできませんし、強要すべきではありません。何を信じ、何を見て死んでゆくにしても、その人の死の間際の意識のあり方を大切にすること、すなわちできるだけよい状況で、不安や恐れなく、安心や感謝や喜びや希望に囲まれて、最後の景色を見つめて通過してゆくことができるようにケアすることが大切なのです。

そうすることで、死を敗北として避けるのではなく、健康な人生の一部として自覚的に死を受容して生き抜いてゆけるように支援する医療や看護が可能になってゆくのです。

夫婦や家族や親子の間で治療・処置に対する見解が異なり医療者に意見を求められるようなケースでは、まずは患者本人の気持ちを大切にするように心がけるべきだと思います。患者本人が宗教上の教えと現実との間に矛盾を感じて苦しんでいる場合には、宗教上の教えとはいったん距離をとって、本人が自分の素直な気持ちを大切に受けとめられるような支援を提供すべきだと思います。誰も、他人の人生を代わって生きることはできないからです。それが、自業自得という業の思想によって人を大切にするということになります。

宗教であれ医療であれ、究極的には、その人本人の気持ちをどれだけ大切にできるかということに行き着くのではないかと思います。患者を見捨てずに、最後まで本人の気持ちを尊重して寄り添ってゆくこと、それが仏教的視点をもった看護の基本でもあります。

仏教では、「大樹の陰は涼しい。親族の影は涼しい。それにもまして法の影はさらに涼しい」ということを教えています。家族というのは暖かな寄りどころとなるものでもありますが、場合によっては虐待や依存や搾取の温床ともなります。無我や空の教えによって、自我や世間的な因習の束縛を超越した俯瞰的視点を養うことによって、大樹の陰も、親の影も、そして法の影をも最大限に有効利用できる看護のあり方を探してゆきたいものです。

引用文献

1）輸血拒否、および輸血拒否に関連する事例および判例については http://ja.wikipedia.org/wiki の情報によるものである。二〇〇八年六月二十日、午後三時にアクセス。

4 手術を前にした患者の不安・苦しみへのかかわり

1 「子宮がんの手術を前にして、不眠や胃の不調を訴える事例」

Mさんは三十四歳の未婚の看護師です。子宮がん検診を受けた結果、子宮頸がんⅠa期であると診断され、単純子宮全摘出術の目的で総合病院の婦人科に入院しています。軽い気持ちで初めて受けた検診でがんが見つかったことについては、正直、複雑な気持ちだったようです。早期で発見されて良かったと思う反面、ゆくゆくは結婚もしたいと考えており、子宮を摘出する手術のことを考えるとつらく、苦しく、憂うつな気分になったと言います。現在、結婚を前提として付き合っている人はいませんが、両親は、いずれMさんが結婚してくれることを望んでいるようです。

生家は造り酒屋であり、両親と一緒に住んでいる兄夫婦が家を継いでいます。ことのほか心配性の母親が、Mさんの病気のことを知れば心配し苦しむことが目に見えているので、両親には入院・手術のことが告げられず、兄夫婦に話をしています。手術の日には、兄嫁が来ることになっています。また、職場の病棟師長には状況を説明し、病気休暇届を出していますが、同僚たちには病気のことについては話さないでほしいと希望しているそうです。未婚であるMさんにとって、子宮頸がんという病名を同僚に知られることに、なんとなく抵抗感がありました。また、子宮全摘出術を受ければ、子どもを産めなくなることは当然のこととして、結婚ができないかもしれないこと、初期とはいえがんであり、今後も経過を見ていかなければならないこと、腹部に傷跡が残ることなど、いろいろ考え込まざるを得なくなったようです。女性の機能が喪失するということは、Mさんに対して、思った以上にいろいろな問題を投げかけてきました。

入院後しばらくして、空腹時に胃がきりきりと痛むようになり、時々軽い悪心も訴えています。夜はなかなか寝つけず、すぐ目が覚めてしまうようです。主治医に話して眠剤を処方してもらいましたが、あまり効果はありません。

Mさんは、子宮を摘出することにより健康を取り戻せる代わりに、かたや、自分にとって大切なものを失うことになります。子どもを産めない自分、結婚できないかもしれない自分、子宮そのものがなくなってしまう自分を受け入れていかねばなりません。

Mさんのような状況に置かれている患者に対して、どのような考え方のもとに看護を実践していけばいいのでしょうか。

（藤腹）

2 「手術を前にした患者の苦しみ」へのかかわり

手術を前にした患者の不安や恐怖などに対しては、まずはその不安や恐怖を言葉にして語ってもらえる安心できる環境を提供することが大切です。手術を受ける以上、不安や恐怖を完全になくすことはできません。患者の言葉に耳を傾け適切な説明をすることによって、不安や恐怖心を適切な範囲に納めること、そしてその不安や恐怖があっても大丈夫だということを理解してもらい、不安や恐怖と共にいられるように具体的な手法を提供することが重要です。

子宮頸がんⅠa期で単純子宮全摘出手術を受けるMさんの事例では、子宮を摘出するという選択に対してMさんが本当に納得しているのか、それ以外の選択に望みをつなぎたい気持ちがないのかどうかについて再確認する必要があるかもしれません。

また、母親に手術のことを告げることができないでいるということにゆるやかに焦点を当ててみて、母親のことを語ってもらうことが役に立つかもしれません。子宮を失うことへの不安や悲しみを素直に言葉にして、自分にとってそれらがどんな意味をもつのかについて考えることができるような環境を提供することが必要だと思われます。母親に告げられないということと、同僚には病名を知られたくないというところに、Mさんの不安や悲しみが隠れているように察せられます。心理学的には抵抗とか防衛反応として解釈されるところですが、仏教では無明の働きとして理解します。無明とは、動機となっている感情をはっきりと自覚できないままにある行動パターンを繰り返してしまうことです。

無意識的に反復している行動の原因となっている隠れた感情に気づき、はっきりと感じ取り、体験しきってゆくことによってその無意識的反復を解体することが仏教の智慧の働きです。繰り返しありのままを見つめながら反復パターンを自然に溶かしてゆくためには、自らの努力だけでなく周囲からの支援も必要になります。

Mさんの事例では、子宮を失うことによる母性や女性性を喪失する悲しみ、そのことを母親に伝えることや同僚に病名を知られることへの不安などをはっきりと認めて受けとめていくことが、無意識反復を解体する作業に当たります。こうした作業には真実に直面する心の痛みが伴いますので、決して強制することはできません。まずは、「何を話しても大丈夫だな」と感じてもらえるような安心できる環境を提供する必要があります。そうした安心環境を提供することが慈悲の実践に当たります。

安心環境を提供できるようになるためには、「もしも自分が患者だったらどう感じるか」という想像力や共感力を育む必要があります。自分自身の思い込みや弱さに気づいてゆく必要があります。そうすることで、人間関係の中の自分自身も楽になります。

このように智慧と慈悲を実践的に応用してゆきます。患者一人ひとりのその時の状況によって対応も違うからこそ、このような実践が必要です。そこからその患者に合った方便が見いだされます。一人ひとりの患者に対する気配り、心配り、注意深さ、心をこめて接することが仏教の智慧と慈悲と方便の実践になります。

また、向かい合う準備が整っていない時には、ただ見守るしかない場合も少なくありません。「こうすればよいのに」というこちら側の思いを脇に置いて、相手をありのままに見守ります。そのような見守りができるためにはそれなりの自覚と忍耐と努力が必要です。そういうときには、ブッダが悟りを求めて修行していた菩薩時代に人徳を育むために積み重ねた布施、持戒、忍耐、精進、禅定、智慧という六波羅蜜に思いを凝らすことが役に立つことでしょう。

布施とは、相手が必要としているものを与え、笑顔ややさしい言葉で接し、情報を与え、教え導くことです。持戒とは、生活習慣を振り返り、いのちを大切にする習慣を身につけることです。忍耐とは、暑さ寒さをはじめとする艱難辛苦を耐え忍ぶことです。精進とは、すでに生じた悪を止め、未だ生じない悪を防ぎ、未だ生じない善を生じさせ、すでに生じた善を完成させることです。禅定とは、心を安定させて対象に集中することです。智慧とは、ものごとのありのままを洞察することです。

子どもが手術を受ける場合に心の準備をするために専門家がかかわってゆくプリペアレーションでは、一例として、手術の前日に病室から手術室までその子を先頭にして看護師や家族が後について廊下を歩いて行きます。すると、途中の廊下ですれ違った知り合いの看護師は、「〜くん、明日手術なんだね。私も手術室で一緒だから、大丈夫だよ」といった声かけをします。こうしたコミュニケーションの中で、子どもの中に自然な形で手術することへの納得と頑張ろうという心が芽生えるようになります。そして、自分の後ろには、看護師や医師や、そして家族たちがついていてくれるという実感が湧きます。

手術によって大切なものを失う現実を受け入れるためには、自己概念が修正されなければなりません。その過程では、それまでの自分を失うことへの怒り、不安、恐怖、悲しみ、抑うつなどが体験されます。それらは大変なストレスを伴う体験です。こうしたストレスを乗り越えてゆくことなしに、現実を受容することは不可能なのです。

ジョン・カバットジンは、一九七九年にマサチューセッツ大学メディカル・センターにマインドフルネス瞑想をベースとしたストレス緩和法（ＭＢＳＲ）のプログラムを創始しました。マインドフルネスとは、漢訳仏教でいうところの「念」にあたります。記憶することを語源として、忘れずに心に気づいている状態を意味します。あらゆる物事に用心深く純粋な注意を向け、ありのままに見つめ、受容してゆく心の働きです。

マインドフルネスは、洞察瞑想（インサイト・メディテーション）、アウェアネス（意識的自覚）とほぼ同じ意味あいで使われており、西洋に伝播して進展しつつある実践型仏教に共通して用いられる基本用語になっています。日本仏教では宗派によって真言、座禅、念仏、お題目など異なった修行法に特化される傾向がありますが、マインドフルネスはそれらの修行法に共通した〝気づき〟という基本的な心の働きです。

ＭＢＳＲは、当初は慢性病患者の疼痛やストレス緩和法として実践されましたが、やがて摂食障害などの症状にも効果があることがわかり、さまざまな分野に応用されるようになってきました。医療保険の対象にする州もあります。子どもの治療や手術に対する不安を軽減するためにＭＢＳＲを学んで応用している人たちもいます。現在ではマインドフルネス・センター（http://www.umassmed.edu/cfm/home/index.aspx）として独自に研究と普及が行われています。

さらに、MBSRを参考にしたうつ病の再発を防ぐためのマインドフルネス認知療法が開発されて医療現場で広く活用されるようになり、最近では日本にも紹介されるようになってきました。これらの手法では、呼吸への気づき、ヨーガ、気功法などによって身体感覚を取り戻し、今ここに起こっていることをありのままに受容することの大切さを学びます。

何かにとらわれていることに気づくたびに、その時の身体感覚に注意を向けてみることは、想念の空回りを鎮めるために役立ちます。それまでの思い込みの枠が外れて、感情を自然体で受け入れて、手放すことができるようになります。すると、痛みや不安や恐怖心に過度に反応して自然な感情を押さえ込もうとする緊張が緩みます。こうしたことがストレス緩和につながるのですが、気づきによって思い込みの枠が外れることによって自己概念も自然に修正されてゆきます。

仏教では、こうした自己概念の修正を成し遂げること（あるいは自己概念を手放すこと、脱構築すること）が悟りとして語られます。手術によって大切なものを失い人生観の変化を余儀なくされる体験をして、その現実を受容して前向きに生きてゆけるような心の成長が達成されるならば、それはひとつの悟り体験なのです。

経典の中に出てくるブッダの言葉は、悟りや解脱の視点から真実を説いたものです。それは正論です。誰でもそうできればよいと思えるのですが、頭では理解できても、実際にはなかなか腑に落ちるまで深く納得することはできません。わかってはいても、わが身に降りかかってくれば苦悩の渦に巻き込まれてしまう。悟りを得ることの難しさがそこにあります。そうしたギャップを意識的に渡りきってゆくのが、修行であり、瞑想の実践です。

伝統的な仏教の中では、出家修行者が特殊な環境の中で修行に専念することによって、智慧や慈悲や方便の教えを伝えてきてくれました。こうした仏教の伝統を現代看護の臨床現場で生かしてゆこうとする試みは、仏教の智慧と慈悲と方便を目の前の患者一人ひとりに対して心をこめて実践してゆく努力の中で成し遂げられてゆきます。

マインドフルネス（「注意集中」あるいは「気づき」）は、仏教の智慧と慈悲と方便を看護の現場につなげるためのキーワードです。心の用い方次第で、看護現場は智慧と慈悲と方便の修行のための最良の現場となります。逆にいうと、それらがなければよき看護を提供し続けることが難しくなってきているという医療現場の実情もあるでしょう。

こうした視点から仏教瞑想や修行について再考してみると、それらはもはや何も特別な環境で行うものではなく、どんな仕事をしているときでも心の用い方次第で修行できるものだと考えてよいのではないかと思います。

第７章　人間の「死」への視点とかかわり

1　臓器移植を受けること、臓器を提供することについて悩む人へのかかわり

1　「突然、脳死状態に陥った息子の臓器提供への意思が受け入れられない家族の事例」

十八歳のAさん（男性）は、四月から地元の大学へ入学することが決まっていました。大学への入学を目前にした三月中旬、高校時代の友人と自転車旅行に出た直後に自動車事故に遭遇して頭を強打し、すぐに病院に運ばれました。連絡を受け、慌てて病院に駆けつけた家族は、すぐには事態が受け入れられず、特に母親は混乱状態にありました。家族は、医師からAさんのけがの状態、脳波は平坦で脳死状態（正式な脳死判定は行われていないが）にあること、今後の見通しなどについての説明を受けました。Aさんの脳死は、交通事故による脳挫傷によって脳の壊死が起こってしまったことによるものでした。そして、説明の折、医師はAさんが臓器提供の意思表示をした「臓器提供意思表示カード」をもっていたことを家族に告げました。

今まで家族間で、臓器移植に関するようなことを話し合ったことがなかったためか、Aさんの臓器を提供することについては即答することができなかったようです。しかし、父親は医師から脳死に関する詳しく丁寧な説明を聞くにしたがい、比較的冷静に事態を受けとめ、臓器を提供することが息子の意思であるならばそれを受け入れたいと医師に伝えました。しかし、母親の方は現実を受けとめ、冷静に判

断できるような状況ではなく、中学生の妹も泣くばかりで家族として話し合う心の余裕も時間もなかったようです。父親は答えを出すまで少し話し合う時間をほしいと医師に申し出ました。

話し合う中で、なぜAさんが「臓器提供意思表示カード」をもっていたかが話題になったようです。妹の話によれば、Aさん自身は、広く仏教の教えに関心があったようで、高校に入った頃から仏教書を読んでいたこと、特定の仏教教団の信者ではなかったけれども、最近の兄の考え方や価値観には仏教の教えが影響しているようであり、臓器提供意思表示カードへの記載も、そのことが関係しているのではないかということでした。家は、浄土真宗の檀家とのことでしたが、特に信仰心が篤いというわけではなく、菩提寺の方にも法事やお盆以外には足を運ぶことはないということです。

Aさんは、集中治療室に入っていて、常時、家族が傍についていることはできませんでしたが、面会の折、母親は手足が温かく、まるで眠っているような状態の息子と死を結びつけて考えることはできないようでした。

本事例のように交通事故で脳死になった人の場合は、その家族は悲嘆に暮れながら臓器提供の諾否を決断しなくてはなりません。家族の苦悩はいかばかりのものでしょう。もしも、Aさんの受け持ち看護師として、Aさんやそのご家族にかかわることになったとしたならば、どのような対応やかかわりができるのでしょうか。

（藤腹）

2 「臓器移植を受けること、臓器を提供することに悩む人」へのかかわり

臓器移植に関して仏教的視点から考えるとき、知っておきたい仏教の説話があります。それは臓器を提供しようとする人が生きようとしている物語（その人にとっての神話）にどのように耳を傾け、その

います。多くの経典の下敷きにもなっている物語をどのように共有してゆくかについて考える参考になるものです。

『ジャータカ（本生譚[1]）』には、ブッダが悟りを完成させるために長い輪廻の中にどのように人徳を積み重ねてきたかに関して、五百余りのブッダの前世物語が集められています。ゴータマ・ブッダとして悟りを開いた菩薩の一番初めの因縁物語がスメーダの物語です。裕福なバラモンの家に生まれたスメーダは、先祖からの財産をすべて人々に分け与えて出家し、ヒマラヤのもとで修行して神通力と禅定を得て心静かに暮らしていました。

そこにディーパンカラ・ブッダ（燃灯仏）が出現し、スメーダは出迎えようと準備に励む人々に加わってぬかるんだ道の舗装を引き受けます。神通力をもってすれば瞬時にできるところを、スメーダは自らの身体をぬかるみに投げ出し、捨身供養によって燃灯仏を出迎えます。ぬかるみに身を投じたスメーダは燃灯仏を見上げながら「たんに煩悩を焼き尽くしたありきたりの阿羅漢の悟りではなく、ディーパンカラのように、一人でも多くの人を救済できるブッダとしての悟りを開いて涅槃に入ろう」という誓いを立てます。これが、菩薩の誓願です。

燃灯仏から将来ゴータマ・ブッダとなるであろうという授記（予言）を受けたスメーダは、ブッダとなるために完成させるべき十項目の波羅蜜について考察します。波羅蜜とは布施、持戒、出離、智慧、精進、忍耐、真実、決意、慈しみ、中庸という人徳を完成させる積み重ねです。これらの波羅蜜は、さらに小・中・最上の三種に分類されます。たとえば、布施における小波羅蜜は、一般的な物品を与えること、中波羅蜜は自分の身体の一部を与えること、最上波羅蜜はいのちを与えることです。こうしたさまざまな波羅蜜を完成させるためには、自分自身の生命を投げ出しても周囲の人が悲しむことのないよう、あらかじめ出家しておくことが修行を助けることになります。

さて、この仏教説話をどのように読まれたでしょうか？　古臭くて信じられないと思った人もいると思います。人がどのような人生に憧れを持ち、どのような生き方を選ぶのかを理解するのは容易なことではないのです。理解できなくても、それを信じて生きる人がいる事実をどのように受けとめるのか、この仏教説話がそのギャップについて考える参考になればと思います。

その人の生き方の背景となっている無意識的な物語をその人の神話と呼ぶことにします。Ａさんの事例では、両親（特に母親）は臓器移植意思表示カードを持っていたＡさんの生きようとしていた神話を理解することも受容することもできなかったということが問題になりました。妹は、Ａさんが仏教に興味を抱いていたことが関係していたであろうことを理解できていたようです。家族だからといって、自分の子どもだからといって、その人がどんな人に憧れ、どんな人生を生きようとしているのかについては、謙虚に耳を傾けることなしには知ることができないものです。

伝統仏教の視点に基づいて臓器移植について考察するならば、臓器の提供は波羅蜜における布施という人徳完成のための実践ということになります。しかし、本章で取り上げた事例のように、本人がその気持ちを固めていたとしても、家族の了解を得ておくという作業がなければ、その願いは実現され得ません。私たちの身体は、自分のものであると同時に、先祖から伝えられ家族によって育まれ支えられているものだからです。

個人主義の強いアメリカや西洋では臓器移植に関して本人の同意を重視する傾向が強いようですが、その一方でチャプレンたちは遺族となる家族の悲嘆を大切にサポートすることを心がけています。そのような側面を含めて全体的に考えると、臓器移植に関して家族の気持ちを大切にすることは洋の東西を問わずに大切なポイントなのです。そこに重点を置くべきだと思います。

念仏と同じ系統に属する修行の中に、「カーヤガタサティ（身至念）[2]」といって身体の各部を念ずる実践があります。この場合の「念（サティ）」は忘れないように繰り返し思い出すことを意味します。身至念では、「私の身体には髪、体毛、爪、歯、皮膚、肉、筋、骨、髄、腎臓、心臓、肝臓、肋膜、脾臓、肺臓、胃、腸、胃の中の食物、大便、胆汁、痰、膿、血、汗、脂肪、涙、血漿、唾、鼻汁、関節滑液、脳漿、小便がある」と、具体的に思い浮かべます。それぞれの身部を想起して、それが自分の生命活動でどのように作用しているか、それがあるおかげで自分は何ができるのかをつぶさに思い描いて、身体への感謝の気持ちを育むことができます。

臓器移植を考える際には、このようにして自分の身体についてよく思いをめぐらす実践をしながら、前章で紹介した「死念（マラナ・サティ）」も実践して、自分が脳死状態になったときにその臓器が取り出されて誰かの役に立っている様子をイメージしてみるのがよいでしょう。こうした想像をしてみて、自分の臓器が役に立っていることに心から喜びを感じられるようでしたら、臓器移植の決意をするのがよいと思います。

そのうえで、自分の体験や気持ちを家族に話し、家族の了解を得ておくという臓器移植に対する慣習が出来上がるとよいのではないかと思います。その際、臓器提供に反対されることもあるでしょう。Aさんの事例における母親の悲しみと混乱は家族の反応の典型的なものかもしれません。臓器提供をしようとする人は、こうした家族の悲しみや反対によく耳を傾け、その心の痛みを理解する努力をする必要があります。そうした双方の心を開いたコミュニケーションのうえで、最終的には本人の意思が尊重されるべきだと思います。

何をもって人の死とするかに関していうならば、仏教では脳死を完全な死であるとみなすことはできません。私たちの生命活動を根源的に支える生命維持心（バヴァンガ・チッタ）は、心臓に基づいて生起していると考えられるからです。[3] 日常的な意識活動は生じなくても、心臓が動いているかぎりは深層意識である生命維持心が働いているのです。

このように、仏教では脳死を人の死とは認めませんが、臓器移植を希望して家族たちにも了解が得られている場合には、その人の究極的な人徳完成のための行為（最上波羅蜜）として脳死の状態で臓器を移植することが認められるのではないかと思われます。仏教的視点に立った看護では、こうした仏教の伝統に基づいて、本人の意志を尊重し、家族の心をケアすることを最重要課題として取り組んでゆきたいと思います。

最近臓器移植や脳死に関する法律が模索される背景には、海外に行って臓器移植を受ける日本人が多いという問題があるといわれています。これは人身売買や幼児虐待などにもつながる問題です。お金さえ出せば、どんな治療を受けることもできるという考えを安易に肯定することはできません。特に臓器移植に関しては、提供者側の状況を想像してみる必要があります。また、心臓などの臓器を移植した場合、その心臓を提供した人の記憶や感情パターンなどが受け取った側の人に浮かび上がってくるという報告もあります。

臓器移植を受ける側に立つときにも、臓器を提供する側に立つときの準備作業を参考にして十分な心の準備作業をすることが検討されるべきでしょう。

引用文献

1)中村元監・藤田宏達訳『ジャータカ全集Ⅰ』（春秋社、一九八四年、五―三二頁）
2)ウ・ウェープッラ著『南方仏教基本聖典』（中山書房、一九八〇年、八七―八八頁）
3)水野弘元監・ウ・ウェープッラ、戸田忠訳注『アビダンマッタサンガハ：南方仏教哲学教義概説』（アビダンマッタサンガハ刊行会、七四頁、八五―八八頁、一七九頁）

2 鎮静（セデーション）を希望する人へのかかわり

1 「心が痛いから、意識を消してほしいと言った男性の事例」

この事例は、二〇〇七年四月三日の読売新聞（朝刊）の「生きる」というシリーズの第3部「心のケア」で取り上げられていたものです。その記事の内容をかいつまんで紹介したいと思います。

当時四十三歳だった男性患者は、K大病院・血液内科病棟に急性白血病で入院していました。男性はK市内の病院の優れた内科医であり医長でした。責任感が強く、患者思いで、周囲からも慕われていました。病気が判明してからは、自ら検査データを確認し、骨髄移植などの治療法を綿密に選び、一度は職場復帰を果たしますが、十か月後に再発し、自らの病状をよくわかっていた男性は、傍らで励まし続ける妻に「君の気持ちはわかるが、あきらめてくれ」と言い、無理な延命は行わないように希望しました。

患者が亡くなる三週間ほど前、夜勤だったA看護師は「心が痛いから、意識を消してほしい」という患者の言葉を伝え聞き、病室に駆けつけました。患者が求めたのは「鎮静」という医療行為でした。通常、鎮静の対象となるのは体の痛みが激しい患者の場合でしたが、「心が痛い」という理由で行ったことは、病棟ではかつてないことでした。患者はA看護師に部屋の電気を消すように頼み、真っ暗な部屋で「希望がないまま生きるのは、つらいんだ」と言いました。

暗闇の中で泣いている患者に、A看護師はかけるべき言葉を見つけられず、ただ手を握り、一時間、一緒に泣きました。結局、夜だけ一時的に鎮静をかけることになりました。患者は妻や三人の子どもとじっくり語らい、息を引き取りましたが、A看護師は患者の心の奥に迫れませんでした。その患者の葬儀で読み上げられた参列者宛ての本人の手紙には、医師としての熱い思いと、それがかなわなかった無念さがつづられていました。葬儀に足を運んだA看護師は、亡くなったその患者の悔しさに、寄り添う言葉がかけられなかったこと、死のふちに立った患者と向き合うことの難しさを思い知らされました。

本事例における「心が痛いから、意識を消してほしい」という訴えの背後にある苦悩とはどのようなものだったのでしょうか。それは鎮静の対象となり得るものでしょうか。「希望がないまま生きるのは、つらいんだ」と言う患者に、看護者はいったいどのようなかかわりができるのでしょうか。（藤腹）

2　鎮静（セデーション）を希望する人へのかかわり

痛みに関して、『相応部』[1)]の経典に次のような話が出てきます。凡夫も悟った聖者も苦楽を感じます。同じように苦楽を感じるのであれば、凡夫と聖者の違いはどこにあるのでしょう。ブッダは次のように答えました。

凡夫は苦しみを感じると憂い悲しみ嘆いて混乱します。身体的苦痛と心理的苦痛の二種類の感覚を体験するのです。それはたとえば、人を矢で射てから、第二の矢で追い討ちをかけるようなものです。こうして凡夫は二種類の苦痛の感覚を体験します。彼は苦痛の感覚に見舞われて怒りを抱き、怒りが無意識の中に潜行します。すると、彼は苦痛の感覚に触れると快楽の感覚を追い求めるようになります。感覚的快楽以外に苦痛の感覚からの脱出法を知らないからです。感覚的快楽を喜ぶ彼は愛欲を抱き、愛欲が無意識の中に潜行します。彼はさまざまな感覚体験の生起、消滅、魅惑、患い、脱出法をありのままに知ることがありません。こうして彼には無明が潜在化してゆきます。凡夫はこのようにして感覚に束縛されて苦しみにとらわれてしまいます。

これに対して聖者は苦しみを感じても憂い悲しみ嘆いて混乱することがありません。身体的苦痛という一種類の感覚を体験するだけで、心理的苦痛を受けません。それはたとえば、人を矢で射てから、第二の矢で追い討ちをかけることがないようなものです。こうして聖者は一種類の苦痛の感覚だけを体験します。彼は苦痛の感覚に見舞われたときに怒りを抱きません。怒りが無意識の中に潜行することがありません。それゆえ、彼は苦痛の感覚に触れても快楽の感覚を追い求めることがありません。なぜならば、感覚的快楽以外に苦痛の感覚からの脱出法を知っているからです。感覚的快楽を喜ばない彼には愛欲が無意識に潜行しません。彼はさまざまな感覚体験の生起、消滅、魅力、患い、脱出法をありのままに知ります。それゆえ彼には無明が潜在化することがありません。聖者はこのようにして感覚に束縛されず苦しみから解放されているのです。

この教えによると、感覚体験の無常を知り、感覚体験の生起や消滅、魅惑的側面と煩わしさの側面など全体を知り尽くすことによって感覚体験を超越する視点を得ることができます。このように見つめることで、私たちは身体的な苦痛を受けたとしても、それを心理的苦痛につなげずにすむのです。それが解脱や悟りの意味だということです。

第2章の看護しにくい人の五条件で詳述したように、モルヒネなどのなかったブッダの時代には、瞑想修行によって何か別なことに気持ちを集中させることで痛みを忘れる努力をしたようです。瞑想による三昧《さんまい》（サマディ）と呼ばれる集中力が脳内モルヒネであるβエンドルフィンを作り出し、痛みを緩和するのです。しかし、そうした瞑想的努力だけでは身体的苦痛からまぬかれないときもあります。そうしたときには、痛みの感覚体験に対する怒りを潜行させてしまわないような心のもち方を工夫することで、もうひとつの苦痛である心理的苦痛をまぬかれる術が見いだされていたということです。

現代では緩和ケアによって身体的苦痛はモルヒネを上手に使って緩和されるようになってきました。心理的苦痛に関しては、心のもち方を工夫することによって、心の痛みを乗り越えてゆくことが可能だというブッダの教えが現代でも有効です。

さて、事例における優れた内科医であった男性患者は「心が痛いから、意識を消してほしい」と語っています。患者がA看護師に語ったという「希望がないまま生きるのは、つらい」という言葉によれば、その心の痛みは希望がもてないことから来ているようです。こうした場合には、どんな希望がもてれば生きていることを受けとめられるのか問うてみるとよいのではないかと思われます。

こうした踏み込んだ問いを発するには勇気が必要ですが、あえてそれを問うことによって、患者の心のひだに触れる窓口が開くことがあります。患者の語る希望の中に、どのような感覚が求められているのかを知ることが重要です。それが先に引用した『相応部』の経典の中でブッダが語っている感覚的快楽による苦痛からの脱出法に相当するからです。

患者は、励ます妻にあきらめるように告げ、最期には妻や三人の子どもたちとじっくりと語らって息を引き取ったようですので、それなりに死を受容できた側面もあるようです。葬儀で読み上げられたという参列者宛ての手紙に語られた医師としての熱い思いとそれがかなわなかった無念からは、医師という職業や役割への強い同一化が伺われます。それが前述の希望に関係するものでしょう。しかし、それは患者の存在の一側面であって、全てではありません。

見方を変えれば、患者は医師という職業や役割を外した素の自分には十分に触れられていなかったのかもしれません。医師として社会に貢献することや認められること以外に、人間としての自分の存在の喜びを体験することができなかった可能性があります。本当の自分（本来の面目）に触れることができていなかったということです。医師という役割に過剰に同一化してしまっていたことが、心が痛いから意識を消すためにセデーションを求めた理由なのではないかと思われます。偽りの自己には、自分を守るための最終手段として自らを消そうとする傾向があるのです。

職業や役割への過剰な同一化や偽りの自己による苦しみは、その人の乳幼児期における親子関係に原因を遡ることができます。親がその子どもが身振りや泣き声などで表現しているサインに十分に応えることができないと、子どもが親の欲求に応えなければならず、それが偽りの自己の起源となります。こうした患者の苦しみに寄り添うためには、患者の幼いころの思い出を訊ねたり、両親との思い出を語ってもらったり、なぜ医者になりたいと思ったのかを語ってもらうことが役に立ちます。この事例においても、そのようなアプローチは可能であったと思います。それが患者の「希望」の背景にあったものに光をあててくれるのではないかと思います。

また、この事例におけるA看護師に関しては、「心が痛いから、意識を消してほしい」という患者の言葉を伝え聞いたときになぜ病室に駆けつけたのか、そのときの気持ちを丁寧に見つめてみる必要があるでしょう。暗闇で「希望がないまま生きるのは、つらい」と語り泣いている患者の手を握って、お互いに一時間を泣きながら過ごした二人の間に通っていた感情は何だったのでしょうか？　そこにあった微妙な感情を自覚できれば、A看護師は何か別な対応ができたのではないかと思われます。

A看護師は患者の心の奥に迫れなかったことを後悔しているようですが、無理やり心の奥に迫らずとも、患者のスピリチュアルな痛みに寄り添うことは可能です。まずは、心の奥に迫りたいという思いの背後にある感情を見つめてみる必要があるでしょう。カウンセリングやスーパービジョンを受けながら、ゆっくりと自分を見つめなおすことが大切だと思われます。

「心が痛いからセデーションをしてほしい」という患者に対応する看護チームも相当なプレッシャーを受けたことでしょう。患者が医師であったことも看護チームには負担になったのかもしれません。こうしたときにこそ、心理職やスピリチュアルケアワーカーなどに協力を求めて、多角的な視点から患者のＱＯＬにアプローチしてゆきたいものです。そうすることで、セデーションがよいか悪いかという議論に終始してしまう傾向を避けることができるのではないかと思います。

引用文献

1)『南伝大蔵経第十五巻相応部四』（大蔵出版、一九三五年、三二一―三二五頁）

3 末期におけるスピリチュアルな疑問へのかかわり

ホスピス運動とスピリチュアリティ

医療や看護の分野でスピリチュアルな事がらが配慮されるようになった背景には、現代的なホスピス運動の展開がありました。看護師、医療ソーシャルワーカー、そして医師としての資格と活動経歴をもつシシリー・ソンダースは、一九六七年にセント・クリストファーズ・ホスピスを創設するにあたって次の三つの事がらを柱としました。

①モルヒネによる効果的な疼痛緩和、②患者の生活の質を高める全人的ケアを実現するためのチーム・アプローチ、③患者の個別的ニーズにあわせたケアを提供するための研究とその成果をスタッフ間で共有する教育活動とが同時に行われる場。

こうした取り組みの中で、ＱＯＬを高めるための全人的なケアの一環としてスピリチュアルな問題に対するケアの重要性が認められてきました。そして、ＷＨＯの緩和ケアの定義の中にスピリチュアルな問題への対応が取り入れられ、健康の定義に関してスピリチュアルに良好な状態であることを条件に入れることが議論される流れになったのです。

ホスピス運動の理念は、建物に依存するものというよりもコミュニケーションやケアの原理に関するものであり、ターミナルケアや緩和ケアへの取り組みとなって受け継がれています。こうした取り組みの中では、終末期の患者を教師として、死を受け容れてゆくとはどういうことなのか、どんなケアやサポートがあれば患者の不安を和らげることができるのかということが学ばれます。そして、それを鏡として、生きることの意味を考察せざるを得なくなります。医療や看護が死生観に取り組まざるを得なくなってきたのです。

時代的な背景

日本でも、一九六〇年代後半から七〇年代にかけて出産や死の現場が家から病院へと移行してゆき、誕生と看取りが医療化され一般的な人生の場面から隔離されてしまいました。こうした時代背景には、地縁血縁社会の崩壊、大家族から核家族さらには複合家族へという家族構造の急激な変化、個人のアトム化、技術文明による人間の自己家畜化などの現象がありました。

こうした時代の流れの中で人と人のつながりの問題、家族の問題、生きることの意味の問題が浮かび上がり、それに対する重要な切り口としてスピリチュアルな視点が取り上げられてきたのです。興味深いことに、死の受容や大切な人を失う悲嘆に関する研究が進められてきたこの時代は、同時に乳児の精神保健や母子関係における愛着形成の重要性が精神分析をはじめとするさまざまな視点から科学的に研究されてきた時代でもありました。その象徴がJ・ボウルビィによる愛着形成と悲嘆に関する研究でした。

ボウルビィは戦争によって大切な親を失った子どもたちの精神保健に関する研究から、親密さと継続性と相互的な喜びによって親子の絆が結ばれることが精神保健の基盤となることを発見しました。親密さとは喜怒哀楽のあらゆる感情を安心して自由に表現できるような関係性です。継続性とは、どんな状況でも見捨てられることなくケアや世話が続けてもらえることです。相互的な喜びとは、どちらか一方だけの満足ではなく、ケアされる側もケアする側も共に満足できる状態です。この三点はあらゆるケアに共通する対人援助の基本なのではないかと思います。

さらにボウルビィは、このような幼少期の性格形成のあり方が、成長後の離別や喪失など人生の危機における対応に大きな影響を与えることを見いだしてゆきました[1)]。こうして、これまではベールに包まれてきた人生の最初と最後の問題が科学的研究のテーマとして取り上げられ、子育てや看取りの意味が愛着形成と対象喪失という一貫した視点の下で考え直されつつあるのです。

宗教とスピリチュアリティ

その一方で、伝統的な宗教は教義や権威にとらわれて眼前の一人の個人を人として大切にすることを忘れてしまい、人々の宗教離れを招きました。そのため、宗教に代わって目の前の人を真に大切にする視点としてスピリチュアリティが注目されるようになりました。人生の危機で働き出すいのちの重要な側面としてのスピリチュアリティです。

宗教はスピリチュアリティなしには存在しません。しかし、宗教には、その組織的性質から教義や権威関係に縛られて一人ひとりの人間が見えなくなってしまう傾向があります。スピリチュアリティは、そうして窒息してしまった宗教に新たな息吹を吹き込んでくれます。スピリチュアリティの語源は、ラテン語で「息すること」を意味するスピーラーレです。

スピリチュアルペインへのかかわり

ここでは事例を挙げてはいませんが、次の4つのスピリチュアルペインへの対応について仏教心理の視点から考えてみたいと思います。

①この世に存在することの意味に関するスピリチュアルペイン
②生きる意味・目的・価値に関するスピリチュアルペイン
③病気などの苦難の意味に関するスピリチュアルペイン
④死や死後の世界に関するスピリチュアルペイン

◇この世に存在することの意味に関するスピリチュアルペインへのかかわり

仏教心理の視点に基づいた看護では、患者や家族がこれまでどんな価値観や信念をもって生きてきたのかに気づき、これから何を大切にして生きてゆこうとしているのかを見いだすことができるような支援を提供することによって、スピリチュアルなケアを実践してゆきたいと思います。

「自分はなぜ生きているのだろうか？」など、この世に生まれてきて存在することの意味に苦しんでいる人に対しては、小さな頃に両親から「生まれてきてくれてありがとう。お前がいてくれてお母さんもお父さんも本当に嬉しいよ」という言葉やメッセージを十分にもらってきたかどうかを探ってみるのがよいかもしれません。幼少期に養育者たちから十分な抱っことこうしたメッセージをたくさんもらってきた人は、人生の危機に遭遇しても粘り強くしなやかに向かい合ってゆく力をもち、生まれてきた意味を見いだしてゆきやすくなるものです。仏教のアビダンマでは、このように親しく寄り添って支える縁を親依縁、極親依縁と呼びます。心理学では生育歴として取り扱います。

「なぜ」という叫びに託されたスピリチュアルな痛みの背景に隠れている幼少期の欠損体験や喪失体験の悲しみは、言語的に自覚されなくても、その不条理感を表現することが許され、受けとめてもらえると自然に変容してゆきます。「〜さん、生まれてきてくれてありがとう。あなたが生きていてくれて嬉しいよ」というメッセージは、いくつになっても嬉しいものです。

◆生きる意味・目的・価値に関するスピリチュアルペインへのかかわり

自律を失うことによって家族に迷惑をかけることが辛くて死んでしまいたいというような生きる意味・目的・価値に関するスピリチュアルペインの背景には、お世話になった人に「ありがとう」を伝えたり、迷惑をかけてしまった人に「ゴメンナサイ」と謝ったり、大切な人に「大好きだよ」を言ったりする仕事が未解決になっている可能性があります。こうしたテーマは世話しあうことなしには生きてはいけない人間にとって、とても身近で本質的な問題です。

私たち人間は、哺乳類として、他の野生動物に比べると未熟な状態で生まれてきます。乳児は親の世話なしには生きてゆけません。人生の最初期は親という他者への絶対的な依存状態から出発するのです。そして人生の終末に向かうとき、私たちは自立や自律を失い、家族など他者の世話になって生きてゆかねばなりません。

このように親しく世話しあう関係性の中で私たちは成長し、言葉を覚え、自己観念を身につけ、文化を身につけて社会的な生活ができるようになり、やがて死を迎えるのです。仏教に布施・愛語・利行・同事の四摂法が説かれるのは、ケアしあう関係性の中で修行することの重要性が認識されていたからだと思われます。

◆病気などの苦難の意味に関するスピリチュアルペインへのかかわり

「なぜ自分だけがこんなことになって苦しむのだろう」という病気や苦難の意味に関するスピリチュアルな痛みの背後には、苦しみの意味を探す道のりを一緒に歩いてもらえない淋しさが隠れていることがあります。

子どもは、ある時期に「なぜ、なぜなの?」という質問を繰り返して大人を困らせてしまうことがあります。大人は、子どもの質問に対して合理的な答えを見つけ出そうとして行き詰ってしまいます。しかし、子どもが必要としているのは必ずしも合理的な答えではなく、一緒に「なぜ?」を考えてくれる寄り添いであったり、その問題に関する神話的な物語による応答であったりします。そうして一緒に考えてもらったり、一つの物語やイメージを共にさせてもらうことによって、子どもの心の中には「人生には今すぐ理解できないことがあっても大丈夫だ」という安心感が生まれます。

患者が「なぜ?自分だけが…」と問いながら自分を追い詰めてゆく自我感情の中には、よく観察すると、誰か愛する他者を責める気持ちが潜んでいます。つまり、他者から自己へという怒りの反転が起こっています。ブッダは、そうした怒りを非存在への渇愛と呼びました。非存在への渇愛は、外界の対象に向かうと憎しみや嫉妬や敵意になり、内向して自分自身に向かうと自己嫌悪や自責になります。この怒りの反転は、まだ自他が未分離である状態から自己と他者が明確に分離されて認識されるようになる時期（生後6カ月から1歳半くらいまで）にその原型が形成されるようです。そして、成長した後でも何かを喪失した悲しみに出会うたびに、抑うつ的なその状態に逆戻りすることを繰り返します。[2)]

人生の最初期において、子どもが身振りや声などで発している非言語的なサインに応答してもらえると、それが本当の自己のよりどころとなって人生を支えるようになります。本当の自己は、「これが本当の自己だ」と言葉にした瞬間に消えていってしまうような微細なものですが、ぬくもりや安心感、生きる喜びや創造する喜び、そして生かされていることへの感謝となっていのちを支えてくれます。仏教では本来の面目と呼ばれ、ときには仏性と呼ばれることもあります。

ところが、養育者が自分の不安や欲求に忙しくて子どものサインを見逃していると、逆に子どものほうが養育者の欲求に従わなければならない状況になります。これが偽りの自己の発生原因となります。適度な偽りの自己は社交術として役に立ちますが、偽りの自己が過剰になると、人は何が自分の本心かがわからなくなってしまいます。本音とタテマエが混乱して、混乱してしまっていることにさえ気づけない状況に至ります。自殺は、そうして行き詰まった偽りの自己が自分の体面を守るための最後の手段であることが少なくありません。また、最終的に自殺を望むところまで至ってしまったスピリチュアルペインには、自分を責める内向した怒りの心が隠れています。

最終的に自殺を望むところにまで至ってしまうスピリチュアルペインには、自分を責める内向した怒りの心が隠れています。

このようなブッダの洞察や心理学的な知見を総合すると、病気や苦難の意味に関するスピリチュアルな痛みに寄り添うためには、まずは患者の言葉に耳を傾け、さらに患者が非言語的に発しているサインを見つけて、応答しながら寄り添ってゆく必要があります。それは理不尽さや不条理感からの嘆きや怒りを受けとめることであったり、時には一人で引きこもることを見守ることであったり、あるいはただ手を握ったり背中をさすったり、あるいは近くにそっといるだけのことであったりするかもしれません。幼い頃の思い出や、嬉しかったことや悲しかったことを話してもらうことも役立ちます。ライフレビューが大切だとされる所以です。

こうした繰り返しの中で、患者は一人でいることと他者と一緒にいることを往復しながら、あらためて自分の本当の気持ち、隠れていた自分の側面に出会いなおすことができるようになります。

ブッダは『スッタニパータ』の中で「サイの角のように一人歩め」と独居を勧めましたが、他方で「よき友を持つことは悟りのための全てである」とまで言っています。一見矛盾するようなブッダの言葉の背景には、他者の温かい見守りの中でのみ人は一人でいることができるようになるのだという人生の知恵が隠れているのです。サンガという修行共同体の概念が、悟った聖者の集いという意味を理想として、三宝の一つに取り入れられているのもそのためです。

◇死や死後の世界に関するスピリチュアルペインへのかかわり

死や死後の世界に関する不安には、今生で遣り残した未解決な問題への執着が隠れています。子どもは、寝る前にぐずることがよくありますが、それは子どもにとって眠りの世界に入ってゆくことが大人にとっての死と同じような不安をもたらすからです。そうしたときには、子守唄を歌ったり、本を読んであげたり、寝物語をしたり、あるいはテディベアなどの人形や毛布などを持たせることが役に立ちます。子どもはそうした儀式的な行為の中で不安を和らげ、安心して眠りにつくことを学びます。

小児科医であり精神分析家でもあったD・W・ウィニコットは、テディベアや安心毛布のようなモノを移行対象と呼びました。移行対象は、覚醒から眠りへ、外界から内界へというように異なる世界に移行する際の不安を和らげてくれるモノです。移行対象は母親の乳房のような安心とぬくもりを提供しながら、子どもの愛情や攻撃を受けとめながら常にそこにいてくれます。移行対象は成長とともに趣味や芸術活動や科学的研究などの文化的活動への没頭体験の中に保持されながら姿を消してゆきます。

宗教的な祈りの対象となる神像や仏像などのアイコンも、本質的には人間の死に対する不安を和らげるための移行対象としての働きを担っているものなのかもしれません。スピリチュアルなケアやサポートは、生から死に向かう移行体験に伴う不安に寄り添うものであり、患者が求める宗教的アイコンや祈りや儀礼などを含めて、自然、音楽、芸術など患者の役に立つモノすべてを用いながら見守られるべきだと思います。

「なぜ人間は死ぬのか？」という問いに対しては「永遠の命が与えられたら何を成し遂げたいと思いますか？」と尋ねてもよいでしょう。

「死後の世界はあるのだろうか？」という問いに対しては「もし死後の世界があるとしたら、どこで何をしたいと思いますか？」と問い返してみるのがよいでしょう。それは、死後の世界というナラティブの舞台を提供することで、今回の人生の振りかえりや遣り残したことを語ってもらうきっかけとなります。

「死後の世界で亡くなった家族と会えるのだろうか？」という問いに対しては「会えるとしたら、誰とどんなことをしたいですか？」と尋ねてみましょう。

「残される家族のことを思うと死ぬに死ねない」という思いに対しては誰に何を遣り残したと感じているのかを尋ね、具体的に実現したり準備したりすることができることは対処しておくことが不安を和らげてくれます。

神父や僧侶や信仰仲間との語らいを求めているのであれば、可能なかぎり実現してあげることがよいでしょう。その人でなければ語れないことがあるものです。

人生で大切な五つのテーマ

スピリチュアルケアの現場にいると、人の魂（心と体が密接に絡まり合った精神の深層構造）は人生の終末に向けて次の五つのテーマで課題に取り組もうとする傾向があるように思われます。

①人生の意味を見いだす。

②自分を許し、他人を許す。

③お世話になった人に「ありがとう」を言う。

④大切な人に「大好きだよ」を言う。

⑤「さよなら」と別れを告げる。

患者と家族やスタッフとの間に何らかのトラブルが発生している時、もしかしたらそのトラブルは患者の魂がこれら五つのテーマのどれかを誰かとやり遂げようとしているサインなのではないかと思って、患者と家族とスタッフの全体的な関係性を眺めてみると、解決への糸口が見えてくることがあります。

仏教的な視点から見ると、心を込めて丁寧に日常生活を生きてゆくことの結果としてこれらの五つのテーマは自然になされてゆくものです。「布施」「愛語」「利行」「同事」の四摂法の教えは、それを修行的視点からまとめたものだといえます。自らの人生の中でこうしたテーマをしっかりやり遂げてゆくことが、患者によいケアを提供することができる人間性を養うことにつながります。

仏教は、ある意味で宗教を超えています。それは、どのような既存の価値観や信念や信仰体系にも束縛されない悟りや解脱の視点をもっているからです。束縛されないということは、ある価値観や信念に基づいた儀式や慣習に対して、基本的にはそれらを尊重しながらも、必要に応じてその人のための儀式を即興的に創造して、新たな慣習への道を開くことができるということです。そこに真の自由さがあります。

悟りや解脱の視点を臨床の現場に活かしてゆくとき、伝統的な価値体系や信念による儀式や慣習に対する不満や疑念や怒りに囚われることなく、目の前の人を大切にする気持ちから新たな道を開くことが大切です。それができてはじめて、どのような価値観や信仰をもった人に対しても、患者本人が自らの真実に気づいて出会いなおしてゆく過程に寄り添ってゆくことが可能になるのです。

そこに仏教のスピリチュアリティが目覚めて息づいていきます。仏教的視点に基づいた看護では、こうした価値観や信念に基づいてスピリチュアルなケアを提供しかかわってゆくことを目指したいと思います。

引用文献

1)J．ボウルビィ『母子関係の理論Ⅰ愛着行動』（岩崎学術出版社、一九九一年、四四六頁）

2)メラニー・クラインの抑うつ態勢（depressive position）という考え方がこれらに相当する。D．W．ウィニコットは、この時期のテーマを母子関係のダイナミズムから分析し、乳児の攻撃に母親が生き残り、お互いの間に笑顔がよみがえる修復体験が得られることによって、乳児の不安（原初的な罪悪感）が思いやりに変容するのだと述べている。

4 治療方針、延命、ケアなど、患者と家族の考え方が異なる場合へのかかわり

1 「代替・補完医療を望まない患者と、それを希望する妻の事例」

Uさんは、胃がん、腹膜転移で緩和ケア病棟に入院している五〇歳の男性患者です。病気になる前は、食品関係の会社に勤めていました。今は、休職という形をとって入院しています。Uさんの妻は四五歳で、二人の間には子どもがいません。Uさんと妻は、一般病院から緩和ケア病棟に転院してきた際に、主治医から「予後については三カ月」と聞かされています。Uさん自身は、ある程度、覚悟をしての転院でした。

しかし、子どももおらず、仕事にも就かず、ずっと夫を頼りにして生きてきた妻にとって、夫の居ない生活は想像し難く、受け入れ難い現実のようです。どのような手立てを講じてでも元気になってほしい、長く生きてほしいと希望する妻は、がんを治すために、よいといわれることはすべて取り入れたいと考えています。受け持ち看護師は、このことを妻から直接聞いています。入院後三週間ほど経ったころ、義妹からの情報で、代替・補完医療のことについて知った妻は、次々と夫にその情報を伝え、今の治療に加えてぜひ取り入れるように話すとともに、主治医にも相談を持ちかけました。

妻が希望した代替医療の主なものは健康補助食品・サプリメントです。夫のUさんは、それらに対し

て、ほとんど期待感をもっていませんでしたが、妻の気が済むならば、と受け入れる姿勢をとっています。主治医もUさんの妻から相談を受けたときには、否定的な態度はとらず話を聞いていますが、科学的根拠が検証されていない健康補助食品もあり、妻への情報提供とともに説明の必要性を感じています。腹膜への転移もあり、胃がんの進行にともなって衰弱が進むことは明らかな状態にあることから、主治医は、Uさん本人の希望を最優先して治療やケアを進めたいと考えています。Uさんは経口的に健康補助食品を摂ることは厳しい状況になってきています。

「治ってほしい」と強く願う妻にとって、代替医療がその希望となっていますが、夫であるUさんは、自身の身体症状からも「自分も覚悟をしなければならないし、妻にも覚悟をしてもらわなければならない」と感じています。しかし、そのことを妻にはなかなか言えないと受け持ち看護師にもらしています。会社も退職するつもりでしたが、妻の反対で休職の形をとっていました。Uさんの両親は健在で、兄と妹はそれぞれ所帯をもっています。妻のほうには、母親と弟がいますが、弟は結婚して母と一緒に暮らしています。

今回の事例では、患者であるUさんよりも、妻のほうが代替・補完療法を取り入れることを強く希望しています。Uさんのほうは、譲歩してそれを受け入れようとしています。

このような状況下において、看護者はどのような考え方のもとにかかわっていけばいいのでしょうか。

（藤腹）

2　患者と家族との考え方が異なる場合へのかかわり

このような事例で重要になるポイントは、現実を受け入れられずに代替医療を希望するUさんの妻の姿勢を尊重しながら、どのようにしてUさんと妻の間の最後のコミュニケーションを支援してゆくかにあると思われます。こうしたケースでは、まずはUさんと奥さんとの馴れ初めや、お互いに相手のどんなところに魅力を感じて結婚しようと思ったのかなどを尋ねてみるのがよいでしょう。

二人の間には子どもがいませんが、それは二人が合意して作らなかったのでしょうか。もしそうだとしたらその結果に納得しているのでしょうか。あるいは望んでいたのに授からなかったのか、流産や人工妊娠中絶などはなかったのかなども重要な情報です。それとなく話を向けてみて、話してくれるようでしたら丁寧に聴きましょう。そこに隠された悲しみが夫婦間におけるコミュニケーションギャップを作ってしまっている可能性もあるからです。

奥さんはUさんの妹さんから代替・補完医療のことを知ったようです。Uさんご自身は、両親や兄妹たちに自分の気持ちを伝えているのかどうかを確認する必要もあるでしょう。両親や兄や妹に自分の覚悟と想いを伝えることが、奥さんに気持ちを伝える準備作業になるからです。あるいはまた、Uさんの両親や兄妹の気持ちが奥さんの否認の態度を後押ししている可能性もあります。

奥さんの父親は不在のようですが、死別なのか、離別なのか、奥さんの父親に対する気持ちはどうなのかも重要な要素です。父親の不在に対する隠された悲しみや淋しさ、心細さがUさんに重ねられている可能性もあります。もしそうであれば、父親への気持ちを語り、その感情を自覚してみることによって、夫への姿勢に変化が生じることがあります。

以上は、家族背景に関する基本的考察です。日常的な会話の中でタイミングよくさりげなく話を向けてみること、看護チームの各メンバーに個別に語られた物語の断片を総合してゆくことによってこうした家族関係の全体像が見渡せるようになります。

この事例では、代替医療の選択というテーマの下で患者と家族の考え方の相違が浮かび上がってきました。このような場合、看護者側から見た理想的な合意形成にこだわり過ぎないことも大切なことです。真実の受容を押しつけすぎないことです。なぜならば、その夫婦、その家族に特有なダイナミズムがあるからです。それが自覚されて見守られていることが重要なのです。表面的な問題解決にこだわってプロセスを急ぎ過ぎないことです。

Uさんが「自分も覚悟をしなければならないし、妻にも覚悟をしてもらわなければならない」という自分の気持ちを、奥さんに話せずに、看護師にもらすというパターンは、実は形を変えてご夫婦の日常のいろいろな場面で繰り返されていることの典型なのだと思われます。

気づかないまま繰り返される言動パターンのことを、ブッダは「無明によって業（カルマ）が作られる」と表現しました。自分の本心を大切な相手に直接話せず、誰か別な人にこぼさねばならないのは、どんな気持ちなのでしょう。その気持ちがしっかりと自覚できずにある行動パターンを繰り返すことが無明です。それまで無明の覆われていたことを自覚すること、そこから自然な解決への流れが生まれます。

奥さんに関しては、「治ってほしい」と強く願うあまり夫の本心に耳を傾けることを忘れてしまっている強さ、あるいは頑なさに注意を向けることが大切になります。それはどこから来たものなのでしょう。奥さんの生育歴とどのように関係しているものなのでしょう。

そして、そのような性格傾向をもった二人が、どのように出会い、相手のどんなところに引かれて結婚し、これまでどのようにして共に生きてきたのでしょう。Uさんが退職したいのに妻の反対で休職にしていることも同じです。そうしたことの繰り返しに対して、Uさんはこれまでどのように感じ、どのように対処してきたのでしょう。人生の最後を迎えるにあたって、愚痴をこぼしながらも奥さんの言うなりになって最後を迎えるのをよしとするのか、真実と自分の本心に向かい合ってくれるように妻に求めるのか、それは最終的にUさんが決めることなのではないかと思います。

私たちは、そこで何が起こっているのかをありのままに見守ることはできても、こうしなさいと命ずることはできません。カウンセラーやスピリチュアルケアワーカーなどがチームに加わって、タイミングを選び、じっくりと時間を取って、二人の間を取りもつことは可能です。しかし、そうした試みも、しっかりとしたチームワークの中で、けして押しつけにならぬように配慮しながらなされるべきだと思います。

5 末期において、安楽死・尊厳死を望む人へのかかわり

1 「オランダで安楽死を選んだ日本女性の事例」

かつて、二〇〇〇年五月三十日の朝日新聞（朝刊）で、アムステルダムに住むロバート・ネーダーコールン氏の妻、ネーダーコールン靖子さんのことが取り上げられました。それは、甲状腺がんと診断された靖子さんが、三度の手術を受けた後、「意識がはっきりしているうちに死にたい」と一九九七年九月に安楽死を選んだことに関する記事でした。

靖子さんは、一九六七年に大学を卒業した後、地元で音楽教育に情熱を傾け、一九七二年に、高校時代からのペンフレンドだったオランダのロバート氏と結婚し、オランダに渡りそこで一男一女を授かっています。育児のかたわら日本人学校の音楽専任講師をしたり、滞在する日本人の世話や相談にも乗っていました。

一九八七年に甲状腺がんを発病し、二度の切除術を受けた後一〇年近く病状は安定していましたが、一九九七年に背骨へ転移し、再手術や放射線治療、化学療法などが行われました。しかしそのかいなく、病状は悪くなる一方でした。その間に、靖子さんには次第に安楽死を望む気持ちが芽生え、一九九七年九月十七日、自宅に友人たちを招待し、語らいのひと時をもった後、医師から睡眠薬と筋弛

緩剤の投与を受け、息を引き取りました。享年五二歳でした。靖子さんが息を引き取った後、夫のロバートさんから初めて二人の子どもや友人たちに彼女が安楽死を選んだことが告げられました。

靖子さんの安楽死から四年後の二〇〇一年四月十日、オランダ上院は安楽死を合法化する法案を可決しました。そして、そのニュースから三カ月余り後、靖子さんの日記『美しいままで』（祥伝社）が出版されました。この日記からは、甲状腺がんの発病を契機として「三度の手術」「再発・転移」「痛みをはじめとする身体的な苦痛」「死への不安」「愛する家族との別離」などの人生の危機に直面し、生きるよりどころが揺れ動き、あるいは見失われ、その危機状態の中から新たなよりどころを求めようとする心の動きがみてとれます。

本事例は、社会的、法的、その他の面でも日本とは異なる背景、状況、環境下におけるものです。日本においてはオランダとは異なります。靖子さんのように安楽死を希望する人がいたとしても、法的にそれを実行することはできません。しかし末期医療の現場においても、靖子さんのように安楽死を望む人もいるかもしれません。看護者として、安楽死、尊厳死を望む人にかかわることになったとしたならば、どのような価値観、基本姿勢のもとに対応すればいいでしょうか。

（藤腹）

2　末期において安楽死、尊厳死を望む人へのかかわり

患者と家族の合意の下で医療チームの了解を得て筋弛緩剤などの薬物を投与して死を迎えることが安楽死、患者と家族の合意の下で呼吸器や経管栄養や点滴などの延命装置を外して自然な死を迎えるまでの痛みを緩和してゆくのが尊厳死です。いずれもこれから超高齢化と団塊の世代による大量死時代を迎えて医療体制がパンクしてゆくであろう過程で、法的な議論を含めて取り組んでいかなければならない

テーマだと思われます。

仏教では、死の間際まで自らの心身をありのままに見つめ続ける努力を大切にします。安楽死や尊厳死について仏教の視点から考えるにあたっては、『相応部』に出てくるゴーディカとヴァッカリの事例が参考になるのではないかと思われます。

ゴーディカは集中瞑想（三昧）による精神統一によって一時的な心の解放を体験することができていましたが、病気によって心の安定が乱されることが数回にわたって繰り返されました。彼は心の安定を失った状態で臨終を迎えることを恐れ、禅定と呼ばれる集中した心の状態で臨終を迎えて梵天の世界に生まれることを望んでいました。

しかし仏教では、このような昇天を真の解脱とは考えません。解脱とは、たんなる心の安定ではなく、輪廻転生する苦しみからの解脱を意味します。『ダンマパダ[1)]』の一五三番には、ブッダが悟りを開いた直後に発したといわれる次のような詩が収められています。

「人生という家の作り手を捜しても見つけられないままに
多くの輪廻の生涯を経巡った
何回もくり返し生まれることは実に苦しい
ああ、家の作り手よ、今やお前は見つけられた
もう家を作ることはないだろう
お前のすべての垂木はへし折られ
棟木は打ち砕かれた
心は生涯を作り出す形成作用から離れ

渇愛は枯れ果てたのだ」

渇愛を手放し、心が「私の生涯」という概念を作り出す形成作用から解放された時、苦しみの消滅した涅槃を実現することができるのです。仏教では、その涅槃を真の解脱として目指します。その涅槃を体現した状態では、臨終にあたって何物にもとらわれることなく、輪廻から解脱して「私の人生」という思いにこだわることなく死んでゆきます。それは生まれることや生まれないことへのこだわりをも超越した境地です。死の間際に現れるどのような記憶やイメージにも囚われることなく、それらを見守りながら手放していける心持です。

さて、ゴーディカは「このまま生きていてなんになろう」と思い、刀を取って自害を企てました。その瞬間、痛みが生じました。彼は集中力によって心を安定させ、そしてその痛みをありのままに洞察することで最終的な解脱を達成して命終しました[2)]。

ゴーディカの事例で注目すべきことは、死の間際まで自分の心を見つめることを放棄しなかったことです。彼は禅定という精神集中の状態で死を迎えて昇天することを望んで自害を企てたのですが、結果として、そのとき発生した痛みに意識を集中して洞察したために如実知見の智慧が生じ、昇天の希望を超えて輪廻からの解脱を達成してしまったのです。病いによって心の安定を失うという逆境を契機として、命終の瞬間に解脱した典型例です。

もう一つの事例のヴァッカリはブッダに対する篤い信仰心をもっていましたが、その信仰心にはブッダという個人に対する憧れのような思い入れが強すぎて、それが悟りを妨げていました。病を患ったヴァッカリを見舞ったブッダは、彼に「何か後悔することはありませんか?」と問います。「自力でブッダにお目にかかりにいけなくなってしまったことが心残りです」と答えるヴァッカリに対して、ブッダは「真実の教えであるダンマを見ることがブッダを見ることであり、腐り行く私の身体を見ても真にブッダを見たことにはならないのですよ」と諭します。

ヴァッカリは「自分はすでに解脱した」と思い込んで、郊外に移動してそこで刀を取って自害を企てます。ところが、そのとき生じた痛みに対する心の不安反応を見て、自分はまだ本当に解脱してはいなかったことを悟り、命終までに残されたわずかな時間にその痛みと心の反応を見つめて如実知見を完成させ、解脱して死んでゆきました。[3]

これらの事例からわかることは、解脱していないのに解脱したという思い込みがあること、そうした思い込みによって病気の苦しみを終わらせるために自らの命を絶っても大丈夫だと思ってしまうことです。しかし、たとえそのような思い込みによる行動をとってしまったとしても、最期まで自分の心身に生じてくることをありのままに見つめる努力を怠らなければ、解脱の可能性は死ぬ最後の瞬間まで開かれているということです。

ゴーディカとヴァッカリのいずれの事例においても、ブッダは最期まで彼らに心をはせて見守っており、命終の後には彼らの遺体を弟子たちと共に確認しています。死ぬ瞬間は、仏教の出家修行者にとってはきわめて大切な修行の場面だったのです。出家修行者が常に繰り返し省察すべき十か条を説いた教えには次のように説かれています。

「私は通常の人間領域を超えた聖人となるための特殊な知見を獲得しているだろうか？　人生最期のときに修行仲間から尋ねられたときに恥ずかしい思いをすることはないだろうか？」と出家修行者はしばしば省察すべきである。[4]

仏教的視点を活かした看護では、このような事例を参考にしながら、現代社会における法的な規制に従って安楽死や尊厳死への対応を考える必要があります。すなわち、まずは患者本人と家族の気持ちをよく聞いて、最後まで十分なコミュニケーションが図れるように配慮することが基本です。そのうえで、患者の言葉や非言語的メッセージの背景に貪瞋痴と呼ばれる根本煩悩（第3章⑫「貪瞋痴（三毒・根本煩悩の教え）」参照）がないかどうかを察しながら、その患者なりに自分自身に向かい合ってゆけるような環境を提供することがよいのではないかと思います。

また、患者の尊厳死や安楽死に同意した家族たちのその後のグリーフケアにも丁寧な寄り添いが必要だと思われます。そうした遺族の体験から語られることから学びつつ、尊厳死や安楽死を選択する際に大切なことと必要なことは何かをくり返しより明確にしてゆけるように心がける努力です。

そして尊厳死や安楽死をサポートした医療スタッフのグリーフケアも忘れてはなりません。死にまつわるこのような過酷な状況においては、ケアする側にも深いトラウマが残る可能性が高いものです。看護師に残りやすい心の傷、医師に残りやすい心の傷を理解することによって、チームとしてどのように支え合えばよいかが見えてきます。

こうして患者や家族たちと共に死から学び続けることによって、自ずと看護における自他への思いやりの深さが育まれてゆきます。

引用文献

1)中村元『真理のことば　感興のことば』（岩波文庫、一九七八年、三一頁）なお、本文中の訳文は筆者が原典より訳したもの。

2)中村元・訳『悪魔との対話』（岩波文庫、一九八六年、四八—五二頁）

3)ヴァッカリの事例に関しては、『南伝大蔵経第十四巻』の一八八頁から一九五頁に取り上げられており、本書では、その注釈書である『Sāratthappakasinī Voll.II Pali Text society. 一九三二年、三一四頁』を参照してまとめた。また『スッタニパータ』一一四六番にもヴァッカリが信仰心に対するこだわりを手放して死の領域に到達したことが述べられている。

4)『南伝大蔵経第二十二上巻』(大蔵出版、一九四〇年、三二五頁)本文は筆者による訳。

おわりに

私は少年時代に熱を出したり下痢をしたりしたとき、ある瞬間を境に身体の具合が良くなっていくのがわかって不思議に思ったことがありました。その直前には、日照りで干からびた田んぼや大洪水で濁流の暴れる河川のイメージが浮かんできたこともよく覚えています。その頃は卵かけご飯やバナナがご馳走で、看病してくれる両親の優しさをなんとなく嬉しく感じていました。

そんな私が世界のあちらこちらで仏教を学び瞑想を修行して、その成果を日本に持って帰って草の根で子育てや看取りの現場に手渡すようになって10年余りが経ちました。大学でスピリチュアルケア教育という観点から学問的なアプローチを含めて理論と実践の統合に取り組んで5年経ちます。その間実に多くの人たちとの出会いと交流がありました。私はそうした出会いに導かれ教えられながら学びの旅を続けています。

本書ができるまでの過程には仏教看護・ビハーラ学会の会長である藤腹明子先生との事例研究の積み重ねがありました。藤腹先生には第二部における事例を提供していただきました。先生、そして研究会に出席してくださったみなさんに深く感謝いたします。

二十数年前に創設間もないいずみ病院で精神科の患者さんやスタッフのみなさんとの交流をさせていただき、その後もお付き合いを続けさせていただいている沖縄の高江洲義英先生、臨床現場へのイニシエーションをしていただいたことに深く感謝しています。

友人を自殺でなくした折、昼休みの時間を割いて面談していただいた大学の恩師故河合隼雄先生、木村敏先生、藤縄昭先生、心理療法が実にさまざまな個性的な仕方で人間の諸側面に光を当てるものであることを教えてくださりありがとうございました。

教育分析によってセラピーとは何かを教えてくれたケン・ルドゥロウ、元神父さんや元シスターであったトロントセラピスト養成センターの理事のみなさん、私の中で眠っていた生まれつきのセラピストを目覚めさせてくれてありがとう。

スーパービジョンや事例検討がいかなるものであるか、その洞察の深さと個性の強いやさしさで教えてくれた松井紀和先生、神田橋條治先生、出会えて嬉しいです。

私を仏教の道に引き込んだ笛岡泰雲さん、ウィマラという戒名を与えビルマに送ってくれたウ・ウェープッラ、ビルマで出家の師匠となり瞑想と伝統的仏教研究に深く導いてくれたウ・ジャナカ、先達としてブッダの道に導いてくれてありがとうございました。

ふじ内科クリニックの非常勤チャプレンとして私に生まれてはじめての名刺を作ってくれた同郷の先輩内藤いづみ先生、在宅ホスピスの現場に触れさせてくださりありがとうございます。

突然のメールで私を高野山大学に招聘し、学問としての仏教研究の手ほどきをしてくれた谷川泰教先生、決して他人を批判しない先生の静かな強さに学びながら、スピリチュアルケアと仏教の研究を引き継いでゆきたいと思っています。

ブッダの苦行の話に涙を流して般若心経のことを教えてくれと言ってくれた宮古島のユタの根間鶴子さん、スピリチュアルな魂の盟友というものがあるということを教えてくれてありがとう。

クライアント、患者、学生などいろいろな立場で出会いながら人生について分かち合ってくださったすべてのみなさん、本書にはみなさんからいただいた贈り物がたくさん詰まっています。ありがとうございます。

そして、時に晦渋になりがちな私の文章を実に巧みに読みやすく整理整頓してくれた編集の佐々木理智さん、お仕事とはいえお見事でした、ありがとうございます。本書の出版を引き受けてくださった三輪書店の社長の青山智さん、出来上がるまでの紆余曲折を見守ってくださってありがとうございました。

最期に、子であり師でもあるダイ、絆の大切さとそれを結ぶことの難しさを教えてくれてありがとう。今は遠くにいるけれど、あなたはいつも私の心の中にいます。助産師としての経験から貴重なアドバイスと情報を提供して励ましてくれた妻の千栄子、執筆の合間に全く違う世界から元気と喜びをくれた息子の陽斗、家族というのはいろいろあるけれどいいもんだね、大切だね、ありがとう。

井上ウィマラ

二〇一〇年七月　　高野山の涼しい月夜に

著者紹介

井上ウィマラ

京都大学文学部哲学科宗教哲学専攻中退。曹洞宗とミャンマーのテーラワーダ仏教で出家して瞑想修行。その後、カナダ・イギリス・アメリカで瞑想を指導。バリー仏教研究所客員研究員を最後に還俗。マサチューセッツ大学医学部で瞑想に基づくストレスリダクションプログラムの研修を受けて帰国。2005年より、高野山大学スピリチュアルケア学科准教授。

主な著書に『心を開く瞑想レッスン』(大法輪閣)、『呼吸による気づきの教え』(佼正出版社)、『人生で大切な五つの仕事』(春秋社)、『スピリチュアルケアへのガイド』(共著, 青海社) など多数。瞑想に関する訳書も多数手がけており、『呼吸による癒し』『やさしいヴィパッサナー瞑想入門』『ブッダのサイコセラピー』(共に春秋社) などがある。

看護と生老病死—仏教心理で困難な事例を読み解く

発　行　2010年8月30日　第1版第1刷ⓒ

著　者　井上ウィマラ

発行者　青山　智

発行所　株式会社 三輪書店

〒113-0033　東京都文京区本郷 6-17-9

☎03-3816-7796　FAX03-3816-7756

http://www.miwapubl.com

デザイン　有山達也+中島美佳(アリヤマデザインストア)

印刷所　壮光舎印刷株式会社

ISBN 978-4-89590-367-7　C 3047